山东省哲学社会科学创新团队资助

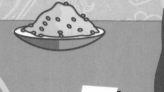

血脂
您会管理吗？

周小明　宁金堂　王维波　吴一波　主编

U0261260

山东科学技术出版社
·济南·

图书在版编目（CIP）数据

血脂，您会管理吗？ / 周小明等主编. -- 济南：
山东科学技术出版社，2024. 9 （2025.5 重印）.
ISBN 978-7-5723-2331-7

Ⅰ．R589.2

中国国家版本馆 CIP 数据核字第 2024JF7846 号

血脂，您会管理吗？

XUEZHI，NIN HUI GUANLI MA?

责任编辑：夏元枢
装帧设计：侯　宇

主管单位：山东出版传媒股份有限公司
出　版　者：山东科学技术出版社
　　　　　地址：济南市市中区舜耕路 517 号
　　　　　邮编：250003　电话：（0531）82098088
　　　　　网址：www.lkj.com.cn
　　　　　电子邮件：sdkj@sdcbcm.com
发　行　者：山东科学技术出版社
　　　　　地址：济南市市中区舜耕路 517 号
　　　　　邮编：250003　电话：（0531）82098067
印　刷　者：济南龙玺印刷有限公司
　　　　　地址：济南市历城区桑园路 14 号
　　　　　邮编：250100　电话：（0531）86027518

规格：16 开（170 mm×240 mm）
印张：9.75　字数：150 千
版次：2024 年 9 月第 1 版　印次：2025 年 5 月第 2 次印刷
定价：48.00 元

主　编　周小明（山东第一医科大学附属省立医院）

　　　　　宁金堂（东营市人民医院）

　　　　　王维波（东营市人民医院）

　　　　　吴一波（北京大学）

编　委　（以姓氏笔画为序）

　　　　　王　芸（东营市人民医院）

　　　　　王月娥（东营市人民医院）

　　　　　王英峰（北京医院）

　　　　　王晓然（山东第一医科大学）

　　　　　王晓颖（东营市人民医院）

　　　　　延　钊（东营市人民医院）

　　　　　延傲男（东营市人民医院）

　　　　　刘　欣（东营市人民医院）

　　　　　刘心雨（山东第一医科大学）

　　　　　李　宁（东营市人民医院）

　　　　　李玉实（东营市人民医院）

　　　　　张　佳（山东第一医科大学）

　　　　　陈明珠（无锡市人民医院）

　　　　　郑　曼（东营市人民医院）

　　　　　赵旭霞（东营市人民医院）

　　　　　侯江平（山东第一医科大学附属省立医院）

　　　　　郭晋敏（中国人民解放军联勤保障部队第九六〇医院）

目 录

血脂异常知多少 001

血脂异常知多少

什么是血脂？

血脂是血液中脂肪类物质的统称，包括胆固醇、甘油三酯、磷脂、糖脂和固醇类等，这些脂肪类物质在血液中与不同的蛋白质结合，形成脂蛋白，它是血脂在血液中存在、转运及代谢的形式。脂蛋白包括乳糜微粒、极低密度脂蛋白（very low-density lipoprotein，VLDL）、低密度脂蛋白（low-density lipoprotein，LDL）及高密度脂蛋白（high-density lipoprotein，HDL），其中 VLDL 和 LDL 是致动脉粥样硬化脂蛋白，而 HDL 是抗动脉粥样硬化脂蛋白。

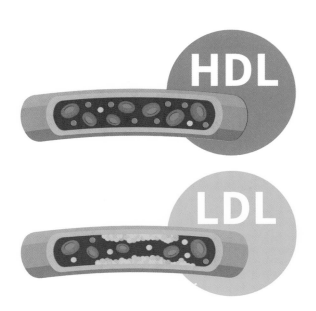

胆固醇和甘油三酯是两类最为主要的脂肪类物质，其中胆固醇大部分由人体合成，少部分来自机体的饮食摄入。甘油三酯正好相反，大部分从饮食中摄取吸收，少量为人体合成。

如果机体的脂肪代谢或转运发生异常，导致人体血液中血脂含量超过正常范围，则称为高脂血症，也称血脂异常，俗称高血脂，是许多疾病发生的危险因素。

高血脂是血浆中胆固醇和甘油三酯的水平升高，通常与家族遗传、不良饮食习惯、长期使用糖皮质激素类药物等原因有关，所以为了预防高脂血症，需要保持健康的饮食习惯和生活方式，如合理饮食、适量运动、控制体重、戒烟限酒等。如果发现血脂异常，应及时采取措施加以控制，以降低患病风险。

高血脂有什么危害?

好多人总说高血脂不好,那如果血脂过高会带来怎样的危害呢?接下来带大家详细了解高血脂的危害。

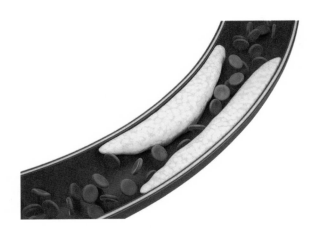

高血脂在医学上称为高脂血症,可以导致消化系统疾病、心脑血管疾病、内分泌系统疾病和其他系统疾病的出现。患者长期存在高脂血症会导致全身多个部位的血管内皮出现损伤,导致血管中多余的脂质成分沉积在血管壁内,造成动脉粥样硬化。高脂血症可以累及全身多个部位、多个系统,造成多个脏器的功能障碍。

🩸 消化系统疾病

高脂血症中的高甘油三酯血症会造成急性胰腺炎,患者常出现急性上腹痛、恶心、呕吐等症状，也会出现暂时性的高血糖，而急性胰腺炎又可以合并感染为腹膜炎、急性呼吸衰竭、急性肾功能衰竭等，严重时会危及生命。

💧 心脑血管疾病

高脂血症是引起动脉粥样硬化性心血管疾病（atherosclerotic cardiovascular disease，ASCVD）的主要危险因素，如果高脂血症长期不控制，会导致血管狭窄，从而诱发心绞痛，严重时可能会出现急性心肌梗死。急性心肌梗死的患者很容易合并恶性心律失常、急性心功能不全，猝死的风险会显著增加。如果是脑血管出现动脉粥样硬化，则会导致脑部血管供血不足，从而出现短暂性的脑缺血发作，严重时还有可能会导致大面积的脑梗死，使得患者出现肢体活动障碍、言语不利等表现，甚至会危及生命。

💧 内分泌系统疾病

如果患者患有糖尿病，而且伴有高脂血症，可能会加重病情。糖尿病患者是因为体内的胰岛素分泌不足导致体内血糖升高，而高脂血症与血糖起到相互促进的作用，所以很容易出现周围血管病变，导致患者出现糖尿病足。因此，患者在进行糖尿病治疗的同时，也需要兼顾高脂血症的治疗。

💧 其他系统疾病

肾动脉出现了弥漫性的动脉粥样硬化、管腔狭窄，就会继发肾脏供血不足，同时也会导致肾性高血压，影响患者的身体健康和生命安全。如果血脂较高，引起外周血管的动脉硬化，也有可能会引起肢体动脉的供血不足，从而导致间歇性跛行，下肢出现严重缺血、坏死等临床症状。

高脂血症可分为高甘油三酯血症以及高胆固醇血症，高胆固醇血症比较常见，会导致患者行动力、记忆力减弱等。预防高脂血症应先从饮食入手，平时多吃些能降低血脂的食物，如香菇、茄子、红薯、黄瓜等，少吃或尽量不吃肥肉、动物油、蛋黄、糖果等。另外，建议多进行体育锻炼，保持良好的心态，必要时在医生指导下选择合理的药物进行治疗。

血脂是不是越低越好？

有人说既然高血脂危害那么大，那我的血脂是不是越低越好呢？从通俗角度来看，当然不是，就像高血压和高血糖，我们也不是把血压和血糖降到零就是最好，低血压和低血糖其实更危险。

血脂广泛存在于人体中，它们是生命细胞基础代谢的必需物质。正常情况下，总胆固醇（total cholesterol，TC）应 <5.2 mmol/L，甘油三酯则为 0.56~1.70 mmol/L，如果高于这个范围，就说明患者体内的血脂较高，也就是我们通常口头上说的"血稠"，血脂一高就容易诱发高脂血症、冠心病、急性心肌梗死等疾病。

虽然胆固醇和甘油三酯被称为"坏血脂"，但很多事情就像硬币有两面一样，血脂对人体也有好的作用。例如，胆固醇是合成维生素 D 的原料，维生素 D 可以调节人体钙和磷的代谢，是人体生长发育不可缺少的物质，也是人体许多重要激素的原料，如肾上腺皮质激素、雄激素、雌激素等。降血脂也会影响维生素 A 和维生素 E 的吸收，导致过早衰老。不管是胆固醇还是甘油三酯，处于正常范围才是健康的，过低或过高对我们的身体都是有害处的，尤其是血脂过高会增加心脑血管疾病的风险。

高血脂患者要通过积极治疗来降低血脂，平时要低盐低脂饮食，服用控制血脂的药物，坚持锻炼身体，把血脂控制在适当的水平。

为什么瘦子也会高血脂？

　　为什么很多人明明不抽烟、不喝酒，甚至还很瘦，但血脂却高了？这是很多人都会有的疑问，接下来我们简单了解一下，人为什么会血脂高。

　　高脂血症跟身材胖瘦关系不大，高脂血症也不是胖的人特有的疾病，很多瘦的人也有高脂血症的情况。

　　瘦的人出现高血脂，首先考虑遗传因素，血脂代谢障碍会导致高脂血症，该现象通常在家族中聚集出现，具有一定遗传性。

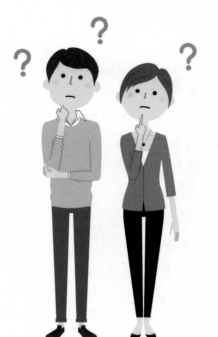

　　其次不良生活习惯和饮食习惯也会导致高血脂。如果平时经常抽烟、饮酒，可造成动脉硬化，并引起高脂血症的发生；长期高脂肪、高糖、高蛋白饮食，比如日常饮食中多油炸食物、甜食及膨化食品，并且缺乏运动锻炼者，也容易患高脂血症。

　　除此之外某些疾病也会引起高血脂，比如甲状腺功能减退。现在很多人都有甲状腺结节，生活压力也大，所以甲状腺功能减退是比较常见的，甲状腺功能减退会导致我们身体的代谢速度减慢，引起血脂升高，这时候一味降血脂有没有副作用不说，还只能治标不治本，所以当血脂高时，还需要查一查甲状腺功能。又如肾病综合征，肾功能不好，大量蛋白尿导致蛋白质流失，而我们的血脂是需要蛋白质来运输的，所以血脂也会升高，这时候要治肾病，补充蛋白，不然血脂就会降不下来，这也是为什么说血脂高一定要吃肉而不是不吃。还有多囊卵巢综合征，不少女性朋友会有这个问题，做个妇科彩超就能知道，它会引起血脂升高，它的主要机制是胰岛素抵抗导致的代谢综合征。这三种疾病是比较常见的疾病因素。

　　以上就是瘦的人为什么也会血脂高，当血脂升高时，需要对症治疗，才能更好地控制疾病。

你会看血脂化验单吗？

张大爷每年都会进行健康体检，每年看着血脂那些高高低低的数值就头大，在血脂出现问题的第三个年头，终于来到了我们的门诊，向我们寻求帮助，下面我们就和张大爷一起来看看这个血脂化验单。

● 血脂圈的四大"明星"

◎ 总胆固醇

这个大概是我们最熟悉的血脂指标了，也是大家常说的"血稠"的元凶之一。TC 是指血液中所有脂蛋白所含胆固醇的总和，50% 以上的 TC 由机体合成，外源性 TC 主要来自动物的内脏、蛋黄、肉等动物性食品。一般来说，TC ≥ 5.2 mmol/L 就要开始警惕了，TC ≥ 6.2 mmol/L 诊断为高胆固醇血症。

◎ 甘油三酯

甘油三酯主要参与人体的供能、储能和物质代谢，高甘油三酯会增加 ASCVD 的发生风险。当甘油三酯 ≥ 2.3 mmol/L 提示甘油三酯升高，当其 >5.6 mmol/L 可增加胰腺炎的发病风险，需要提高警惕。

◎ 低密度脂蛋白胆固醇

低密度脂蛋白胆固醇（low-density lipoprotein cholesterol，LDL-C）是一种"坏胆固醇"，是导致动脉硬化的第一大"罪臣"，国内外指南均提倡降低 LDL-C，以防控 ASCVD，也是防治血脂异常的首要目标。不同 ASCVD 危险人群降 LDL-C 治疗达标值不同：极高危者 LDL-C<1.8 mmol/L；高危者 LDL-C<2.6 mmol/L；中危和低危者 LDL-C<3.4 mmol/L。

◎ 高密度脂蛋白胆固醇

高密度脂蛋白胆固醇（high-density lipoprotein cholesterol，HDL-C）是血脂家族中的"功臣"，具有抗动脉粥样硬化的作用，是冠心病的保护因子。HDL-C<1.0 mmol/L 提示 HDL-C 降低，如果患者 HDL-C 降低，预示着患心血管疾病的风险增高，需要结合其他血脂结果进行药物调整。

💧 血脂圈中具有遗传特质的"坏脂蛋白"

脂蛋白 a 的数值主要与遗传有关，血浆中的脂蛋白 a 个体间差异大，不受环境因素影响。因脂蛋白 a 富含胆固醇，有加重动脉粥样硬化、促进血管炎症的作用，若脂蛋白 a 和 LDL-C 同时升高，表明该患者患 ASCVD 的风险增高。若出现炎症反应或组织损伤，或患有某些慢性疾病如类风湿关节炎、系统性红斑狼疮、慢性肾功能衰竭、肺动脉高压等，脂蛋白 a 水平会明显升高。另一方面，肝脏疾病和滥用类固醇激素会导致脂蛋白 a 水平降低。

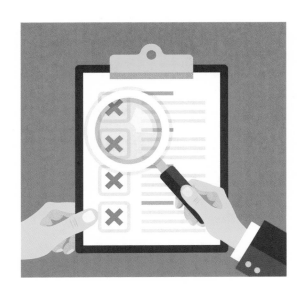

● 血脂圈中容易被忽视的"小透明"

◎ 载脂蛋白 A1——被忽视的"好胆固醇"

载脂蛋白 A1 是 HDL-C 颗粒中主要的蛋白质，所以它可以反映 HDL 的水平。它与 HDL-C 一样，对心血管有保护作用。正常人群血清载脂蛋白 A1 水平多在 1.0~1.6 g/L。血清载脂蛋白 A1 降低的人群易患冠心病。

◎ 载脂蛋白 B——低密度脂蛋白的"兄弟"

载脂蛋白 B 是所有致动脉粥样硬化颗粒的主要转运体，因此载脂蛋白 B 可代表 LDL 水平，与 LDL-C 呈正相关。正常人群中血清载脂蛋白 B 多在 0.8~1.1 g/L，当载脂蛋白 B 明显升高时，会增加 ASCVD 的发病风险。

警惕高血脂的身体信号

　　高脂血症的发病是一个慢性过程，因此没有症状不代表血脂不高，轻度高血脂患者，通常无明显症状，但中高度高血脂患者，身体则会发出警报信号。

🌢 头痛头晕

　　血液黏稠时身体会发出很多信号，例如经常头晕，这种情况要尽早检查，了解指标是否正常。血清胆固醇、甘油三酯水平升高会使大脑血管和神经缺血、缺氧，出现不良症状，有的人就会头晕头痛。出现头晕头痛时，

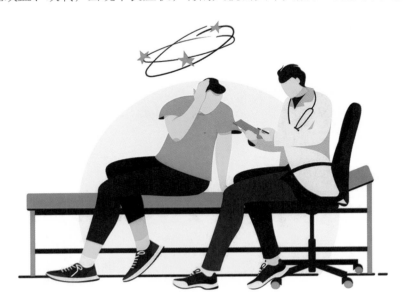

要了解症状的来源是什么。如果是血液黏稠引起的，就要积极降低血液黏稠度，疏通血管后让循环保持良好，头部自然会恢复轻松。

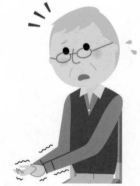

● 肢体发麻

血液黏稠的人肢体容易有麻木感，因为正常血液循环的保持需要各项指标稳定。血清胆固醇、甘油三酯水平升高，血液会变得黏稠，流动速度缓慢，容易造成肢体末端缺乏血液供应，严重时就会出现肢体反复麻木。面对这种情况要重视，通过检查了解原因，必要时合理用药来改善病情。

● 胸闷不适

心脏就像身体的发动机，需要足够的血液供应才能正常运转。如果血液变得黏稠，流动速度缓慢，提供给心脏的血液量减少，心脏就会动力不足，进而出现器质性病变，严重时会引发心梗，在发病期间，会出现胸闷、胸口疼痛、心慌、心悸等症状。因此，要了解血脂过高有哪些表现，及时降低血脂来维持心脏功能良好。

除此之外，高脂血症患者还可能出现口角歪斜、不能说话等症状，甚至最终导致冠心病、脑卒中等严重疾病，并出现相应症状。所以我们要提高警惕，高度重视身体发出的求救信号，早日治疗，尽早康复。

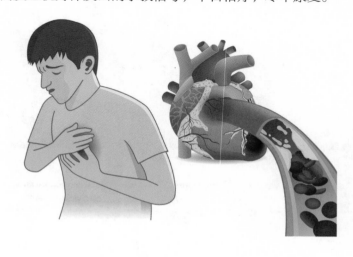

高血脂会遗传吗？

近期病房收了一个 20 岁的小伙子，因胸痛 2 小时来医院，做心电图、查血后考虑为急性心肌梗死，做冠状动脉造影发现有个血管（前降支）堵了 90% 以上。小伙子的家人很疑惑，这么年轻，心脏血管为什么会堵了？询问家人情况后得知，小伙子的爷爷、父亲、叔叔都放过心脏支架，同时，他们的血脂都偏高，小伙子这次住院也发现血脂高。家人就问：血脂高会遗传吗？

答案是肯定的，高脂血症是可以遗传的，叫家族性高胆固醇血症，是一种常染色体遗传病，由基因突变引起低密度脂蛋白受体（low-density lipoprotein receptor，LDLR）缺乏或结构功能出现异常，从而导致血浆 LDL-C 水平明显升高。主要临床表现为发病呈家族聚集性，且药物难以控制，家族性高胆固醇血症的危害远高于普通的高胆固醇血症。

🔵 家族性高胆固醇血症的分型

根据基因型，家族性高胆固醇血症可分为纯合型和杂合型两大类。其中纯合型较为罕见，在人群中患病率为 1/16 万~1/30 万，可导致患者血浆 LDL-C 水平大幅升高（LDL-C>13 mmol/L），TC 达到 12~30 mmol/L，此类患者在 20 岁之前就会发展成冠心病，寿命一般不会超过 30 岁。杂合型较为普遍，患病率为 1/200~1/500，此类患者 TC 可达到 8~15 mmol/L，若不及时进行治疗，男性患者在 55 岁之前、女性患者在 60 岁之前就会发展成冠心病。未进行他汀治疗的家族性高胆固醇血症患者冠心病的发病风险较普通人群增加 13 倍甚至更高。

🩸 家族性高胆固醇血症的诊断

常用的家族性高胆固醇血症诊断标准如荷兰脂质临床网络标准和英国西蒙标准，均将 TC 和 LDL-C 水平增高作为家族性高胆固醇血症的主要诊断指标之一。临床上家族性高胆固醇血症的诊断指标包括血清 LDL-C 水平，家庭和个人的血脂异常病史，心血管危险因素，体格检查（皮肤、肌腱黄色瘤或角膜弧形带）以及 DNA 检测分析。我国于 2018 年发布了《家族性高胆固醇血症筛查与诊治中国专家共识》，将未接受调脂药物治疗患者血清 LDL-C 诊断界值定义为 ≥ 4.7 mmol/L。

🩸 家族性高胆固醇血症的筛查

目前，我国家族性高胆固醇血症全国性流行病学调查数据尚较匮乏。家族性高胆固醇血症严重威胁着人类健康，在临床症状出现之前，早期筛查和诊断对疾病的全面控制、预防动脉粥样硬化、减少致死性和致残性心血管事件的发生具有重要的临床意义。

家族性高胆固醇血症筛查方法目前主要包括一般人群筛查、选择性筛查和级联筛查。由于我国人口基数大，一般人群筛查需要花费大量的人力及财力，很难在全国范围内开展。选择性筛查是在有早发心血管疾病或血脂异常家族史的人群中进行筛查，这种方法虽能提高成本效益比，但可能会遗漏一些人群中的家族性高胆固醇血症患者。级联筛查是成本效益比最高的筛查方法，此方法首先需要找到先证者，然后在其近亲中进行筛查，从而追根溯源找到一系列家族性高胆固醇血症患者，但对于一些未发现先证者的家庭，此方法则不适用。鉴于目前国情，可以将以上方法有机结合起来。在《家族性高胆固醇血症筛查与诊治中国专家共识》基础上，总结了按年龄筛查家族性高胆固醇血症的初步建议，见表 1。

表 1 初级卫生保健中按年龄筛查家族性高胆固醇血症的初步建议

年龄/岁	开展血清 LDL-C 水平检测的情况	开展基因检测的情况*	确诊后级联筛查范围
0~2	无须，除非父母双方均 LDL-C ≥ 3.6 mmol/L	父母双方均基因诊断阳性	父母和兄弟姐妹
3~11	>2 岁且有家族史；无特殊情况则在 5~11 岁进行	LDL-C ≥ 3.6 mmol/L 及阳性家族史	父母和兄弟姐妹
12~29	如果之前未进行过测试，最好在 21 岁之前进行	① LDL-C ≥ 4.7 mmol/L ②皮肤/肌腱黄色瘤或脂性角膜弓（<45 岁） ③一级亲属中有家族性高胆固醇血症或早发 ASCVD 患者 满足以上 3 条中的 1 条者	父母和兄弟姐妹
30~60	根据《中国成人血脂异常防治指南》，建议 20~40 岁成年人至少每 5 年测量 1 次血脂；40 岁以上男性和绝经期后女性每年检测血脂	同上	所有一级亲属
>60	同上	同上	所有一级亲属

*需要排除继发性高胆固醇血症，其中家族史包括家族性高胆固醇血症及早发 ASCVD（男性 <55 岁或女性 <65 岁）的家族史。

⬤ 家族性高胆固醇血症的治疗

目前家族性高胆固醇血症的治疗方案包括生活方式改善、降胆固醇药物治疗、脂蛋白血浆置换和肝脏移植外科手术治疗等。

患者确诊家族性高胆固醇血症后，无论基因检测结果是否有阳性发现，都应立即开始生活方式干预及药物治疗干预以降低 LDL-C 水平。常用的调脂药物包括他汀类药物、胆固醇吸收抑制剂、胆汁酸螯合剂等，其中他汀类药物是首选药物，具体药物治疗需要在专业大夫指导下应用。

我国家族性高胆固醇血症患者预计有 260 万 ~650 万，很多患者在早期不知道自己患家族性高胆固醇血症，或是知道血脂异常但不了解此病危害，导致大量患者延误治疗，直到发生心脑血管疾病才开始降脂治疗，给家庭及社会带来沉重负担。因此，家族性高胆固醇血症的早识别、早诊断、早治疗迫在眉睫。

血脂异常可不单纯是吃出来的问题哦

相信很多人看到自己的血脂化验单，涌上心头的第一感觉就是"我最近吃得太油腻了，所以才会血脂高"或是"我吃得特别清淡，怎么还会血脂高呢"。殊不知，血脂异常的原因远不止饮食这一点，下面我们就来聊一聊血脂异常的常见病因。

● 原发性血脂异常

原发性血脂异常占血脂异常的绝大多数，是由遗传与环境因素相互作用引起的。

◎ 遗传因素

大部分原发性血脂异常存在单一或多个基因突变，具有家族聚集性，有明显的遗传倾向。80% 的高胆固醇血症是单一基因突变所致。

◎ 环境因素

包括不良饮食结构（如过量的胆固醇、过多的碳水化合物、能量过剩、不饱和脂肪酸不足等）、运动不足、肥胖、年龄、吸烟及酗酒等。

● 继发性血脂异常

◎ 药物

长期应用利尿剂、非选择性 β 受体阻滞剂、糖皮质激素、抗癫痫药物、精神疾病药物、抗人类免疫缺陷病毒（human immunodeficiency virus，HIV）药物（如蛋白酶抑制剂、核苷类反转录酶抑制剂）、口服避孕药等都与血脂异常的发生有关。

◎ 系统性疾病

引起血脂异常的疾病主要有肥胖、糖尿病、肾病综合征、肾功能衰竭、肝脏疾病、甲状腺功能减退症、系统性红斑狼疮、糖原累积症、骨髓瘤、阻塞性睡眠呼吸暂停、HIV 感染、脂肪萎缩症、急性卟啉病、多囊卵巢综合征、精神心理疾病等。

◎ 其他原因

高脂肪饮食、盲目节食引起的营养不良、运动量不足、体重增加、增龄、绝经后女性雌激素缺乏、工作压力大、熬夜、长期睡眠不足等也会引起血脂异常。

💧 血脂异常的中医病因病机

◎ 血脂异常的病因

饮食不节：饮食不节是血脂异常形成的重要一环。长期暴饮暴食、嗜食肥甘生冷、嗜酒等，以致脾胃损伤，运化失宜，水湿津液瘀滞于内，膏脂堆积。

情志不畅：情志不畅，郁结于内，气血、津液运行受阻，无法正常输布周身，导致膏脂瘀结，变生脂浊，发为血脂异常。

过逸少劳：过于安逸会使津液、气血壅滞，气机不畅，膏脂随之凝滞于内，浸淫脉中，从而发病。

◎ 血脂异常的病机

脾胃湿热：脾胃功能失调，气机不畅，津液不布，水湿内生，积而成浊，郁结体内，日久化热，蕴热入血为毒，气血津液耗损严重，脉络瘀阻，久而成疾。

肝肾失调：肝失疏泄则肝胆郁滞，致脾之运化功能失调，影响水液代谢，导致痰瘀内生；肾阴虚可导致脏腑失于濡养，虚火内扰，致肾脏阴液不足。

痰浊瘀血：痰浊、瘀血是水液运化失常所产生的病理产物，停于经脉可阻碍气血运行，脉络瘀阻，最终导致膏脂内生。

　　亲爱的读者们，只有了解自己的高血脂是哪种原因导致的，才能更好地管理血脂，从而使血脂控制达标哦。

血脂管理那些事儿，四个步骤要做对！

　　在我国，不到三个成年人当中，就有一人患有高血脂。高血脂可导致动脉粥样硬化，使血管堵塞。通往脑部的血管堵了，容易导致中风；通往心脏的血管堵了，容易导致冠心病。我们来说一说血脂管理的那些事儿，四个步骤要做对。

🌢 第一步：认识血脂指标

　　血脂主要包括胆固醇和甘油三酯等。胆固醇包括 LDL-C、HDL-C 等。LDL-C 升高会加重动脉粥样硬化，甘油三酯升高容易引起急性胰腺炎，所以 LDL-C 和甘油三酯都是"坏血脂"。HDL-C 能清理血管垃圾，具有抗动脉粥样硬化作用，所以 HDL-C 是"好血脂"。

🌢 第二步：改变生活方式

　　有的人觉得高血脂了，只吃素不吃肉就行，然而血脂的高低并不取决于吃素还是吃肉。影响血脂的因素包括饮食、运动、遗传因素、烟酒等。如果饮食不合理，只吃素也白搭。此外，吃素吃肉也是有讲究的，如粗粮、蔬菜、水果等，是健康的素食，要多吃；精制面包、馒头、饼干等，是相对不健康的素食，要少吃；像是鱼类，虽然属于肉类，但是对血脂有积极的调节作用。所以，控制血脂不是一定要吃素，而是要科学健康地吃，还要注意每顿饭七八分饱。

　　此外，要戒烟、限制饮酒、控制体重、适当运动。每周活动 5~7 天，每次半小时以上，做到微微出汗，要结合自身健康情况来控制运动时间和运动量。

● 第三步：及时药物干预

生活方式干预不达标，就需要药物这个有效的武器了。其中他汀类药物主要降低胆固醇，贝特类药物主要降低甘油三酯。贝特类和他汀类药物一起服用容易引起肌肉疼痛等副作用，一般在胆固醇、甘油三酯都高的情况下，才需要联合使用。

● 第四步：做好监测

血脂水平高不高，不能跟着感觉走。大部分人血脂升高，初期并没有任何感觉，须通过抽血化验才知道。药物治疗开始后 4~8 周复查血脂、肝功能等指标，若无特殊情况且血脂达标可改为每 6~12 个月复查 1 次；长期达标者可每年复查 1 次。此外，甘油三酯受饮食影响比较大，所以测之前的一天，不要吃油腻的食物，不然会造成测出来的水平偏高，影响判断。

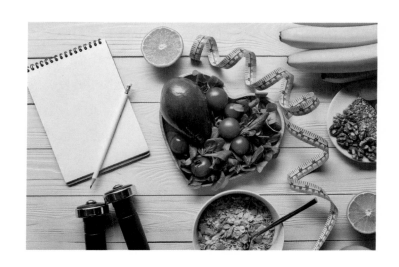

怎样才算血脂达标了呢？

李阿姨自从脑梗死后，就开始口服降血脂的药物了，可是今天来复查，她的主管医生竟然说她的血脂控制不达标，李阿姨很是纳闷："我的血脂报告上不是没有向上的箭头吗，那不就说明我的血脂是正常的吗？"主管医生说："李阿姨，您得过脑梗死，血脂控制的目标和没得过脑梗死的人群要求是不一样的。"那究竟怎样才算血脂达标？血脂的数值在参考值内就可以高枕无忧了吗？快来对号入座，看看您的血脂达标了吗？

◎ 如果您没有任何其他疾病，建议 LDL-C<3.4 mmol/L。

◎ 如果您有高血压病，建议 LDL-C<2.6 mmol/L。

◎ 如果您有糖尿病，建议 LDL-C 至少 <2.6 mmol/L；如果您有糖尿病＋冠心病，建议 LDL-C<1.4 mmol/L；如果您年龄 ≥ 40 岁，或者 20~39 岁有 3 个及以上危险因素（包括高血压、血脂异常、吸烟、肥胖、早发冠心病家族史），或合并靶器官损害（包括蛋白尿、肾功能损害、左心室肥厚、视网膜病变），或 1 型糖尿病病程 ≥ 20 年，建议 LDL-C<1.8 mmol/L；糖尿病患者也要关注非高密度脂蛋白胆固醇，目标值为相应的 LDL-C 目标值 +0.8 mmol/L。

◎ 如果您有慢性肾脏病，对于轻中度肾功能不全患者，他汀类药物治疗能显著降低患 ASCVD 风险，但要避免用量过大，根据肾脏功能及时调整。

◎ 如果您有脑梗死，建议 LDL-C<1.8 mmol/L，非高密度脂蛋白胆固醇 <2.6 mmol/L。

◎ 如果您有冠心病，建议 LDL-C 至少 <1.8 mmol/L；如果您近 1 年内发生过 2 次及以上急性心肌梗死、不稳定性心绞痛等，建议 LDL-C<1.4 mmol/L。

◎ 还有一个需要关注的血脂指标，那就是甘油三酯，若您合并糖尿病或冠心病，建议甘油三酯 <1.7 mmol/L。

经过对比，您的血脂达标了吗？如果没有，那就继续认真看看后面的章节吧。

药品选择要慎重

一样的调脂，不一样的他汀

患者 A：怎么了老李，愁眉苦脸的？

患者 B：我最近查体，血脂高。

患者 A：我血脂也高啊，吃他汀好几年了。

患者 B：吃哪种好呢？

患者 A：他汀好像有好几种啊。最好问问大夫和药师。

药师：同为他汀，各有不同。他汀类药物是常见的调脂药物，关于他汀的几个疑问，我们来聊一聊。

患者：我现在吃着辛伐他汀，有朋友吃阿托伐他汀，哪个好？

药师：没有好坏之分，关键看疗效。不同剂量的他汀，降低胆固醇的水平不同。

患者：我现在晚上吃，有的人是白天吃，都可以吗？

药师：可以。晚上胆固醇合成多，辛伐他汀、洛伐他汀等药物，晚上服用能起到更好的调脂效果，建议晚上服；阿托伐他汀和瑞舒伐他汀的作用时间长，白天或晚上服药都可以。

患者：好，那我晚上服，饭前还是饭后吃？

药师：都可以。每天服用 1 次。注意用药期间不要大量饮用西柚汁，会增强他汀的效果，也会增加副作用。

患者：哦，他汀有哪些副作用？

药师：这个药可见便秘、胃胀、消化不良、肌肉疼痛、转氨酶升高等。

如发生较严重的副作用，可通过换用另一种他汀、减少剂量、隔日服用或换用其他类药物来处理。

患者：这个药影响肝肾吗?

药师：他汀类药物主要经过肝肾代谢，代谢产物通过胆汁排出，对肝肾有一定影响。

患者：如果血脂降不下来，可以吃别的药吗?

药师：可以和依折麦布、非诺贝特等药物一起使用，和非诺贝特一起使用时，注意肌病的风险。

患者：这个药是不是影响血糖?

药师：虽然有报道长期大剂量服用他汀类药物会引起血糖升高，但他汀类药物带来的血管获益远大于对血糖的影响，不需要过于担心。

患者：妊娠和哺乳期可以用吗?

药师：可能导致胎儿发育不良，孕妇禁用；哺乳期妇女如果用药，请停止哺乳。

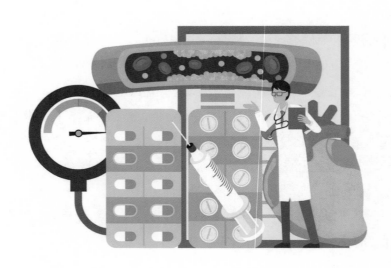

不同种类的他汀怎么选择?

目前市面上常见的他汀类药物有洛伐他汀、辛伐他汀、普伐他汀、氟伐他汀、阿托伐他汀、瑞舒伐他汀、匹伐他汀等,众多他汀类药物让人眼花缭乱。有的患者往往在看到其他病友与自己所用的他汀不同时,就会产生疑问:为什么我们用的不一样,会不会他用的他汀更好呀?在这里药师要告诉您,他汀没有哪一种是绝对好的,只有适合您的才是最好的。今天我们就来了解一下不同种类他汀的区别与选择。

💧 降脂强度方面有何不同?

他汀类药物降脂强度往往以降低 LDL-C 的水平来界定,使 LDL-C 降低 ≥ 50% 为高强度,降低 25%~50% 为中等强度。各种他汀类药物降脂强度及使用剂量见表 2。

表 2　各种他汀降脂强度及使用剂量

降胆固醇强度	药物名称	剂量 /mg
高强度	阿托伐他汀	40~80
	瑞舒伐他汀	20
中等强度	阿托伐他汀	10~20
	瑞舒伐他汀	5~10
	氟伐他汀	80

（续表）

降胆固醇强度	药物名称	剂量 /mg
中等强度	洛伐他汀	40
	匹伐他汀	1~4
	普伐他汀	40
	辛伐他汀	20~40

需要注意的是不同种类与剂量的他汀类药物降胆固醇幅度虽有一定差别，但任何一种他汀类药物剂量倍增时，LDL-C 进一步降低幅度仅约 6%，即所谓的"他汀类药物疗效 6% 效应"，所以当使用他汀类药物降脂效果不达标时，不要盲目增加使用剂量，一定要咨询医师意见才能调整给药方案。

🔵 不同人群应该选择什么样的他汀？

◎ 肾功能不全患者：优先选择阿托伐他汀，不需要调整剂量。严重肾功能不全患者禁用瑞舒伐他汀、氟伐他汀。

◎ 肝功能不全患者：重度肝功能不全均禁用。瑞舒伐他汀、普伐他汀可用于轻度肝功能不全者。

◎ 平时服用其他药物种类比较多的患者：如果患者平时服用药物种类较多，则需要考虑使用与其他药物发生药物相互作用比较小的普伐他汀、匹伐他汀、瑞舒伐他汀。

◎ 糖尿病患者：长期服用他汀类药物会增加新发糖尿病的风险，属于他汀类效应。使用高强度他汀类药物时，新发糖尿病发生率高于常规剂量他汀。因匹伐他汀、普伐他汀对血糖调节具有中性作用，所以糖尿病患者优选择普伐他汀和匹伐他汀。

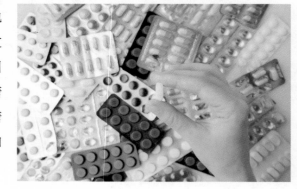

如何正确使用洛伐他汀?

高血脂是一种常见的慢性病,当控制饮食无法使血脂降下来的时候,就需要药物治疗了。我们一起来认识一下常用降脂药他汀类药物中的一员——洛伐他汀。

💧 降血脂效果好不好?

不同种类、不同剂量的他汀,降低胆固醇的水平不同,没有好坏之分,关键看自身病情。

💧 饭前还是饭后吃?

食物可增加洛伐他汀的吸收,可与食物同服。注意用药期间不要大量饮用西柚汁。

💧 它不能和哪些药物一起服用?

洛伐他汀会经过肝脏代谢,与某些药物(如伊曲康唑、酮康唑、红霉素、克拉霉素)会有相互作用,增加药物作用,也可能会增加副作用。

💧 它影响肝功能吗?

洛伐他汀口服后需要在肝脏酶的参与下才能发挥有效作用,这个过程可能会引起转氨酶的升高。一般转氨酶超过正常值 3 倍时,应避免使用。

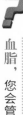

💧 它影响血糖水平吗？

长期大剂量服用可能引起血糖升高，但它带来的好处远大于对血糖的影响，不需要过多担心。

💧 它还有哪些副作用需要注意？

洛伐他汀可能引起便秘、胃胀、消化不良、肌肉疼痛等。如发生较严重的副作用，可在药师的指导下减少用量、隔日服用或换用其他药物。

他汀不耐受你了解多少?

他汀是调脂药中的基石,在心脑血管疾病的一、二级预防中都有着不可或缺的作用。随着人们安全用药意识的增强,大家对药品不良反应的关注也越来越多。可能不少朋友都听说过使用他汀可能导致转氨酶升高、肌肉酸痛等,如果出现了以上不良反应就是他汀不耐受吗?需要停止使用他汀类药物吗?实际上他汀不耐受可不是这么判定的呦,今天就来一起学习一下吧。

💧 什么是他汀不耐受?

◎ 患者不能耐受至少两种不同他汀的最低可用剂量。

◎ 患者不耐受与已经确定的他汀相关不良反应或生物标志物明显异常(例如肌酸激酶升高)有关。

◎ 减少他汀用量或停用他汀后症状改善或消失。

◎ 排除药物相互作用、甲状腺疾病、维生素 D 缺乏、既往神经肌肉疾病等诱发因素。

由此进一步将他汀不耐受区分为完全不耐受和部分不耐受。他汀完全不耐受是指患者不能耐受任何一种他汀的任何剂量,他汀部分不耐受是指患者不能耐受一种或几种他汀的某些剂量。

💧 他汀部分不耐受怎么处理?

其实 95% 的他汀不耐受患者为部分不耐受。对于部分他汀不耐受患者,可采用以下几种方法来提高其对降脂治疗的长期依从性。

◎ 换用他汀：重新试用一种不同的他汀，考虑用一种与不耐受的他汀亲水性 / 亲脂性或代谢途径不同的药物。

◎ 减少用量：减少他汀的每日剂量，不良反应存在剂量依赖性，较低剂量的他汀有可能降低不良反应的发生。

◎ 隔日用药：隔日使用一次他汀，其原理和减少用量类似。可选择半衰期较长的他汀，如瑞舒伐他汀、阿托伐他汀、匹伐他汀。

◎ 多药联用：加用另一种降脂药物，如依折麦布、前蛋白转化酶枯草溶菌素（ proproein convertase subtilisin/kexin type 9，PCSK9 ）抑制剂等。

🔹 他汀完全不耐受怎么处理？

若患者不能耐受任何剂量的他汀，应考虑用依折麦布。对于有他汀不耐受家族史以及有他汀不耐受风险的患者，可考虑减少他汀用量，同时联用依折麦布，根据心血管风险选择合适的剂量。急性冠脉综合征二级预防患者，若对他汀完全不耐受，可考虑停用他汀后联合应用依折麦布和 PCSK9 抑制剂。

🔹 他汀的各种不良反应怎么处理？

表 3　他汀不良反应与应对措施

不良反应	应对措施
新发糖尿病	若出现新发糖尿病，建议以有效剂量继续应用他汀。对于有新发糖尿病风险的患者，可考虑根据风险给予中等强度他汀治疗和（或）联合治疗。接受他汀治疗的患者如有新发糖尿病的主要危险因素，尤其是空腹血糖受损，医生应告知其新发糖尿病风险并监测血糖
谷丙转氨酶升高	如果谷丙转氨酶<3倍正常上限，应继续他汀治疗，4周后复查肝酶，尤其是谷丙转氨酶>2倍正常上限的患者。如果谷丙转氨酶≥3倍正常上限，可考虑使用较低剂量（逐步减量）的他汀。可根据患者的基线风险和血脂水平，立即开始用依折麦布

（续表）

不良反应	应对措施
有他汀相关的肌肉症状，但肌酸激酶 <4 倍正常上限	如出现不可耐受的肌肉疼痛，停用他汀 2~4 周，直至症状消失。高危和极高危患者立即开始用依折麦布。无症状后建议重新开始他汀治疗
无他汀相关的肌肉症状，肌酸激酶 ≥ 4 倍正常上限	对于肌酸激酶 ≥ 4 倍正常上限，无他汀相关的肌肉症状的患者，应停用他汀至少 4 周，然后复查肌酸激酶。肌酸激酶正常后，可考虑以较低剂量重新使用他汀或与依折麦布联用
有他汀相关的肌肉症状，肌酸激酶 ≥ 4 倍正常上限	如怀疑有严重肌肉损伤，或肌酸激酶 ≥ 10 倍正常上限，应立即停用他汀。症状缓解后，应根据针对他汀完全不耐受患者的治疗建议进行治疗

药品选择要慎重

血脂康与他汀怎么选？

关于中成药血脂康，大家可能了解不多。有些人觉得中成药效果较缓，降脂效果不如他汀好；有些人觉得中成药成分天然，使用更安全。那么血脂康和他汀类药物有什么异同点呢？下面我们来详细比较一下。

● 血脂康与他汀降脂机制相同吗？

血脂康的主要成分本质上也是他汀，但血脂康是天然他汀类药物。血脂康是由粳米接种特殊红曲菌，采用现代生物制药工艺发酵、精制而成的红曲，主要成分为无晶型结构的洛伐他汀等 13 种同系物，每粒血脂康胶囊中洛伐他汀含量为 2.5 mg，所以两者的降脂机制是相似的。

● 与他汀相比，血脂康的降脂效果如何？

临床研究显示，血脂康可以降低 TC、甘油三酯、LDL，升高 HDL，同时可以除湿祛痰、活血化瘀、健脾消食，具有调节血脂、稳定斑块的功效。每天服用 1 200 mg 血脂康胶囊，约含 10 mg 洛伐他汀，可使 LDL 降低约 28%，因此血脂康的降脂疗效与中等强度的他汀降脂效果相似。

● 血脂康的安全性如何？

首先要明确一点，"是药三分毒"，血脂康虽然由天然成分提取，但依然有不良反应，如胃肠道不适、肝酶和肌酶异常等，但发生率低于常见的他汀类药物，安全性相对较高。

● 血脂康与他汀是否可以联合使用？

答案是否定的，血脂康本质上也是他汀成分，如果单用血脂康效果不佳，可以更换为更强的他汀，也可以联合依折麦布等其他类型降脂药，但不建议与他汀联合使用。

● 目前使用他汀降脂效果良好，是否需要更换为血脂康？

有些患者可能考虑到血脂康安全性更高，想把他汀更换为血脂康。我们是不建议这样做的，如果目前使用他汀降脂效果良好，且未发生不可耐受的不良反应，那么应遵医嘱服药，不可随意换药。中成药需要辨证使用，血脂康适合痰阻血瘀所致的高脂血症，因此不建议随意将他汀更换为血脂康。

不同降脂药物的使用时间你了解吗？

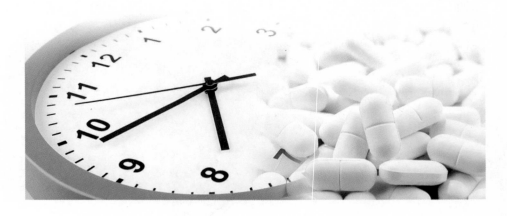

随着人们对血脂研究的进一步深入，降脂药物种类日渐繁多，常用的口服降脂药物有他汀类药物、贝特类药物、烟酸类药物、胆汁酸螯合剂、抗氧化剂等，另外注射使用的依洛尤单抗、阿利西尤单抗、英克司兰也越来越受到人们的关注。那么这些降脂药物的使用时间有何不同呢，今天就一起来了解一下吧。

🔹 口服剂型降脂药物

◎ 他汀类药物：他汀类药物品种很多，因其半衰期长短不同，需要根据药物的特性来确定什么时候服药，以达到最佳效果。例如辛伐他汀、氟伐他汀和普伐他汀，这3种他汀半衰期较短，在晚上吃效果更好。这是因为肝脏制造胆固醇大部分是在夜间进行，如果白天吃这些短效药，那么当晚上肝脏大量制造胆固醇的时候，就发挥不了药物的抑制作用，这样就达不到理想的治疗效果。而阿托伐他汀和瑞舒伐他汀半衰期较长，可以在一天中任意时间服用，建议保持规律用药，每天都在同一时间服用。

◎ 非诺贝特：非诺贝特微粒化胶囊或缓释制剂，与餐同服，早上晚上都可，建议每天固定同一时间服用。

◎ 依折麦布：可与食物一起或分开服用，早上晚上都可，建议每天固定同一时间服用。

◎ 普罗布考：建议与餐同服，早晚各一次。

◎ 阿昔莫司：胶囊建议进餐时或餐后服用；分散片饭后服用。早晚各一次。

◎ 血脂康胶囊：一日1~2次，早晚饭后服用。

💧 注射剂型降脂药物

◎ 依洛尤单抗注射液：推荐皮下注射剂量为140 mg，每2周1次；或420 mg，每月1次。

◎ 阿利西尤单抗注射液：推荐起始剂量为75 mg皮下注射，每2周1次。

◎ 英克司兰钠注射液：推荐给药剂量为单次皮下注射284 mg，第一次给药后，在3个月时再次给药，然后每6个月给药一次。

此3种注射剂型降脂药物均在腹部、大腿或上臂非柔软、淤青、红肿或变硬的部位进行注射。

能注射的降脂药怎么用？

说到降脂药，相信大家的第一反应都是各类他汀以及阿昔莫司胶囊、普罗布考片、非诺贝特胶囊、血脂康胶囊、依折麦布片等口服药。那么能注射的降脂药你了解多少呢？今天我们就来一起学习一下吧。

阿利西尤单抗注射液和依洛尤单抗注射液都属于 PCSK9 抑制剂，本质上属于全人源单克隆抗体。用于治疗原发性高脂血症和预防心血管事件，在确诊为 ASCVD 的成人患者中，降低心肌梗死、脑卒中、需要住院的不稳定性心绞痛的风险。

🌢 它们的作用机制是什么？

它们主要依靠选择性结合 PCSK9 的催化结构域和前结构域阻止血液中 PCSK9 与肝细胞表面 LDLR 结合，从而阻止 PCSK9 介导的 LDLR 降解，并使 LDLR 顺利循环回到肝细胞表面，增加 LDLR 数量。

🌢 可以跳过他汀直接使用 PCSK9 抑制剂吗？

不建议哦，PCSK9 抑制剂的应用场景主要是与最大耐受剂量的他汀类药物联合用药，伴随或不伴随其他降脂疗法；或者在他汀类药物不耐受或禁忌使用的患者中，单独用药或与其他降脂疗法联合用药。

🌢 两种 PCSK9 抑制剂的用法用量

使用一次性预充式自动注射器，在腹部、大腿或上臂非柔嫩、淤青、红肿或变硬的部位皮下注射。阿利西尤单抗注射液的常规起始剂量为 75 mg，每2周注射一次；若患者需要更大幅度降低 LDL-C，可以 150 mg 起始给药，每2周注射一次。依洛尤单抗注射液给药剂量为 140 mg，每两周注射1次；或 420 mg，每月注射1次。

💧 注射方法

以依洛尤单抗注射液为例。

①在进行注射前，需等待至少 30 分钟，使自动注射笔达到室温。

②检查注射笔，确保窗口中的药品澄清且颜色为无色至浅黄色。

③清洁双手和注射部位，直着拉出橙色盖。请勿将橙色盖取下超过 5 分钟，这会使药物变干。

④拉伸或捏紧注射部位皮肤，形成紧致坚固的表面。移除盖后，将自动注射笔的黄色端放在皮肤上并与皮肤成 90°。

⑤用力向下按压自动注射笔，直至无法再移动。按下灰色按钮，听见"咔嗒"一声，开始注射。

⑥继续保持自动注射笔向下按压。然后松开拇指，但是仍握住注射笔，并保持在皮肤上。

⑦注射时间大约 15 秒，听见第二声"咔嗒"且窗口由无色变为黄色，注射完成。

⑧丢弃已使用过的自动注射笔和橙色针头盖于锐器处理容器中。

⑨检查注射部位，如果有出血，用棉球或纱布垫按压注射部位。

超长效降脂药英克司兰神奇在哪里？

英克司兰是降脂药物家族的新成员。关注降脂药物的病友可能会了解到，2023 年 8 月 22 日国家药品监督管理局正式批准心血管领域首款干扰小 RNA（small interfering RNA，siRNA）降胆固醇药物英克司兰钠注射液在中国上市。那么它是如何实现超长效降脂的？降脂效果以及安全性如何？今天就一起了解一下超长效降脂药英克司兰究竟神奇在哪里。

英克司兰长效降脂的作用机制是怎样的？

下面让我们分别从降脂机制和长效机制两方面展开了解。

◎ 降脂机制：英克司兰是一种靶向于 PCSK9 的双链 siRNA，可引起肝脏中 PCSK9 信使 RNA（messenger RNA，mRNA）的降解，阻断 PCSK9 蛋白的合成。我们知道 PCSK9 会介导 LDL-C 受体的降解，英克司兰通过抑制 LDL-C 受体的降解，增加了 LDL-C 受体的再循环和在肝细胞表面的表达，增加了肝脏对 LDL-C 的摄取，从而降低循环中的 LDL-C。

◎ 长效机制：英克司兰从血浆中清除后可在肝细胞中长期存在，进入肝细胞与内吞体结合，成为英克司兰的胞内储存库，允许 siRNA 缓慢释放到细胞质，使英克司兰降低 LDL-C 的效应持续时间较长。

英克司兰降脂效果如何？

根据英克司兰说明书提供的数据，受试者接受单次皮下注射 284 mg 英克司兰后，14 天内 LDL-C 水平显著降低。在给药后 30 至 60 天，观察到 LDL-C 水平平均降低 49%~51%，第 180 天时，LDL-C 水平仍降低约 53%，LDL-C 降幅与 PCSK9 单抗相当，降脂强度属于高强度水平。

🌢 英克司兰安全性如何？

在不良反应方面，试验结果显示患者耐受性良好，未发生导致停药的不良事件。常见的不良反应是注射部位反应，如注射部位疼痛、注射部位红斑和注射部位皮疹（发生率小于 5%），多为轻度。另外英克司兰不属于常见药物转运蛋白的底物，不是细胞色素 P_{450} 酶或常见药物转运蛋白的抑制剂或诱导剂，预计与其他药品不存在具有临床意义的相互作用。

🌢 英克司兰的适应证有哪些？

英克司兰可作为饮食的辅助疗法，用于成人原发性高胆固醇血症（杂合子型家族性和非家族性）或混合型血脂异常患者的治疗。在接受最大耐受剂量的他汀类药物治疗仍无法使 LDL-C 达到目标水平的患者中，英克司兰可与他汀类药物或者与其他降脂疗法联合应用；在他汀类药物不耐受或禁忌使用的患者中，可单独应用英克司兰或与其他降脂疗法联合应用。

🌢 英克司兰的优势在哪里？

英克司兰降脂幅度强且作用持久，仅在第一次给药后，需要在 3 个月时再次给药，之后均为半年给药一次，注射一剂疗效可维持半年，属超长效 PCSK9 抑制剂，增加患者治疗的依从性为其主要优势。

中医降脂效果好

中医能治疗高血脂吗？

🌢 中医对高血脂的认识

高脂血症在中医学中属于"痰浊""血瘀""膏粱之疾"等范畴。中医学认为高脂血症多因嗜食肥甘、脾胃受损,中焦失运、聚湿为痰,脉络瘀滞、痰瘀互结为病；或七情太过、肝肾亏虚,肝郁犯脾、脾失运化,水谷精微不能正常输布,化为膏脂,随血液运行全身,形成高血脂。因此本病多为本虚标实之证,与肝、脾、肾三脏关系密切,脾虚、肾虚为其本,痰凝、血瘀为其标,治疗多用健脾补肾、活血化瘀、祛湿化痰之法。

● 中医降血脂的方法

◎ 饮食调理

中医强调饮食调养在降血脂中的重要作用。建议饮食清淡,少食肥甘厚味,多吃新鲜水果、蔬菜和粗粮,如山楂、燕麦、绿豆、普洱茶等,这些食材具有健脾消食、降脂化浊的功效。也可以用药膳调节血脂,如茵陈20 g、生山楂15 g、生麦芽15 g,可清肝利胆、清热化湿、醒脾祛脂,适用于高脂血症早期。

◎ 运动锻炼

中医认为"动则生阳",适当的运动可以促进气血流通,加速新陈代谢,有助于消除体内的痰浊、瘀血等病理产物。建议根据个人体质选择合适的运动方式,如游泳、散步、慢跑、太极拳、八段锦、五禽戏等,可以调和气血、调理脏腑。

◎ 中药治疗

辨证论治是中医临床的诊疗特色，对于高脂血症，多以健脾化湿、疏肝和血、化痰祛瘀等方法治疗。诊疗中，需要重视各处方中药物的用量以及君臣佐使的构成情况，做到选方遣药明辨病机、随证化裁。例如，对于肝肾阴虚型高脂血症，可选用黄精、银耳等滋阴补肾的中药；对于痰浊中阻型高脂血症，可选用陈皮、薏苡仁等祛湿化痰的中药；对于气虚血瘀型高脂血症，可选用人参、龙眼肉、三七、丹参等补气养血、活血化瘀的中药；对于脾虚湿盛型高脂血症，可选用白扁豆、茯苓、荷叶等健脾利湿的中药；对于湿热阻滞型高脂血症，可用蒲公英清热祛湿；对于气滞痰阻型高脂血症，可选用枳实等破气化痰的中药；对于脾肾阳虚型高脂血症，可选用真武汤、附子理中汤温补脾肾。

◎ 针灸按摩

中医以经络学说为指导，通过辨证取穴按摩特定的穴位，可以调和气血、疏通经络，达到降血脂的效果。例如，悬钟穴属足少阳胆经，适当针灸悬钟穴，可以调和气血，缓解高血脂；丰隆穴和承山穴是两个能祛除痰湿的穴位，经常按摩这两个穴位有助于降低血脂；适当艾灸或按摩神阙穴，不仅可以驱寒，还可以调理人体气血，平衡身体血脂，尤其是对于缓解高血脂的症状，效果独特。

◉ 中医降血脂的注意事项

◎ 个体化治疗

中医强调因人制宜，应根据患者的体质、病情等因素制订个体化的治疗方案。因此，在使用中医方法降血脂时，应在专业中医师的指导下进行。

◎ 综合调理

中医降血脂注重整体调理，除了药物治疗外，还包括饮食、运动、情志等多方面的调理。因此，患者在接受治疗时，应积极配合医生进行全面的调理。

◎ 定期检查

在使用中医方法降血脂的过程中，患者应定期进行检查，以便及时了解病情变化和治疗效果。如果发现血脂水平持续升高或出现其他不适症状，应及时就医。密切观察降脂药物的疗效和不良反应，避免肝功能损害。

总之，中医降血脂注重整体调理和个体化治疗，通过饮食、运动、中药、针灸按摩等多种手段综合调理身体，达到降血脂的目的。患者应在专业中医师的指导下进行治疗，保持良好的生活习惯和心态。

血脂高，可以常按这几个穴位

很多人甘油三酯或 LDL-C 偏高，但又达不到非要服药的程度，一般除了控制饮食、进行适量运动外，还可以辅以穴位按摩，这样可以更快达到降脂的目的。

中医认为高血脂说到底就是脾胃不能运化肥甘厚味。过食肥甘厚味（大鱼大肉、甜食点心等），脾胃运化功能差，就会形成痰湿留在血液里，形成高血脂。

今天就给大家介绍 3 个辅助降血脂的穴位。

🌢 天枢穴

天枢穴是腹部要穴，能够疏调肠腑、理气行滞、消食。

穴位位置：腹部，横平脐中，前正中线旁开 2 寸，左右各一。

按摩方法：用右手拇指和中指同时按压两侧天枢穴半分钟，以酸胀为度，然后顺时针揉按 2 分钟，以局部感到酸胀并向整个腹部放散为好。

🌢 足三里穴

足三里穴为保健第一大要穴，历来受到众多医家的重视。此穴为足阳明胃经的合穴、下合穴。该穴具有调理脾胃功能的作用，而脾胃为后天之本，故此穴为后天养生保健之根本。

穴位位置：小腿前外侧，外膝眼下 3 寸，距胫骨前缘 1 横指。

按摩方法：用大拇指按揉对侧穴位，每穴按揉 5 分钟，按压要使足三里穴乃至整个小腿出现酸胀、发热的感觉。

💧 丰隆穴

丰隆穴具有疏经活络、化痰定喘、清热通腑、健脾和胃的作用，是治理痰疾的要穴，无论是有形之痰还是无形之痰，丰隆穴均可治之。

穴位位置：小腿前外侧，外踝尖上 8 寸，条口穴外 1 寸，胫骨前嵴外 2 横指处。

按摩方法：用食指、中指的指腹按压对侧穴位，中指用力，先按后揉，垂直向下按压至一定深度后使用揉法，每穴按揉 5 分钟出现丰隆穴乃至整个小腿酸胀为度。

中药在降血脂方面的作用

随着现代生活节奏的加快，高脂血症逐渐成为影响人们健康的一大隐患。中药降血脂历史悠久，药物来源广泛，效果温和持久，受到越来越多人的关注和青睐。与传统的西药相比，中药在降血脂方面具有独特的优势。中药降血脂，即通过服用中药达到降低血液中 TC、甘油三酯等血脂指标的目的，从而预防和延缓心血管疾病的发生。

🌢 降血脂的中药有哪些种类？

降血脂中药种类繁多，根据其作用机制可分为以下几类。

◎ 活血化瘀类，如丹参、红花、桃仁等。

◎ 利湿化痰类，如茯苓、泽泻、陈皮等。

◎ 补益肝肾类，如枸杞、山楂、何首乌等。

◎ 清热解毒类，如黄连、黄芩、黄柏等。

🌢 中药是通过什么机制降低血脂的？

中药降血脂的机制多种多样，主要包括以下几个方面。

◎ 调节血脂代谢：中药中的有效成分能够调节体内脂肪代谢，促进脂肪分解和排泄，从而降低血脂水平。

◎ 改善血液循环：中药能够活血化瘀，改善血液循环，增加血管弹性，降低血液黏稠度，从而有利于血脂的降低。

◎ 调节免疫功能：中药可调节人体免疫功能，提高抵抗力，有助于减少血脂异常引发的并发症。

💧 **中药降脂的优势有哪些?**

◎ 副作用小:中药天然成分较多,副作用相对较小,长期使用较为安全。

◎ 综合调理:中药不仅针对血脂指标,还能调理全身脏腑功能,达到标本兼治的效果。

◎ 个体化治疗:中医强调个体化治疗,可根据患者的具体病情和体质进行针对性的药物配方。

💧 **中药降血脂适用人群与禁忌**

中药降血脂适用于轻中度高脂血症患者,尤其适合对西药不耐受或担心西药副作用的人群。然而,孕妇、哺乳期妇女、严重肝肾功能不全者等特定人群在使用中药降血脂时须谨慎,最好在医生指导下进行。

💧 **经典中药推荐**

以下是一些具有降血脂作用的经典中成药。

◎ 血脂康胶囊:主要成分有红曲等,具有活血化瘀、利湿化痰的作用,适用于多种类型的高脂血症。

◎ 当归龙荟丸:主要成分有当归、龙胆等,具有清肝泻火、养血活血的功效,适用于高血脂伴有肝胆湿热的患者。

◎ 丹香清脂颗粒:主要成分有丹参、决明子等,具有活血化瘀、清热解毒的作用,适用于高血脂伴有血瘀热毒的患者。

💧 **注意事项**

在使用中药降血脂时,需要注意以下几点。

◎ 遵循医嘱:患者在使用中药时,应严格遵循医生的指导,不要自行增减剂量或改变用药方式。

◎ 定期监测:使用中药降血脂期间,应定期监测血脂水平,以便了解

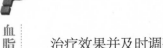

治疗效果并及时调整药物剂量。

◎ 注意饮食：高血脂患者在服用中药的同时，还应注意饮食调理，减少高脂肪、高热量食物的摄入，增加膳食纤维的摄入。

◎ 避免与其他药物相互作用：在服用中药降血脂期间，如需同时服用其他药物，应咨询医生以避免药物间的相互作用。

总之，中药降血脂是一种安全、有效的治疗方法，但在使用过程中需要遵循科学的原则和方法，根据自身情况进行个体化治疗，才能达到最佳的效果。

泽泻的降血脂作用

泽泻为泽泻科植物泽泻的干燥块茎，这种在中药领域广为人知的植物，以其独特的药理作用在降血脂方面发挥着重要作用。下面，我们就一起了解一下泽泻降血脂的作用、机制、优势及使用方法。

💧 泽泻的降血脂作用

在中医理论中，泽泻具有化浊降脂、利水渗湿的功效，对高脂血症有显著的治疗效果。无论是单独使用，还是与其他药物配伍，泽泻都能有效降低血脂水平。特别是对于高胆固醇血症，泽泻可以显著降低血清胆固醇的含量。

💧 泽泻降血脂的机制

泽泻中所含的三萜类化合物是降血脂的有效成分。这些成分能够干扰外源性胆固醇和甘油三酯的吸收，影响内源性胆固醇的代谢，加速甘油三酯的水解或影响肝脏的脂质合成功能。这样，泽泻就能够

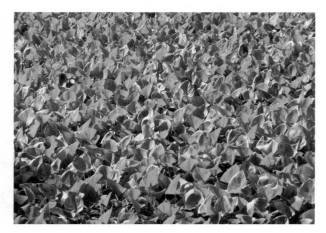

促使脂类物质排泄，从而加快胆固醇和甘油三酯的清除，使血脂降低。此外，泽泻还有轻度降血糖作用，可防治糖尿病。

● 泽泻降血脂的优势

◎ 天然成分：泽泻作为一种天然植物，其成分天然、安全，长期使用副作用相对较小。

◎ 综合调理：泽泻不仅能降低血脂，还能调理全身脏腑功能，达到标本兼治的效果。

◎ 个体化治疗：中医强调个体化治疗，可根据患者的具体病情和体质采取针对性的药物配方，使得治疗效果更加显著。

● 泽泻的使用方法

泽泻每天用量为 9 g，加水煮 30 分钟，连煮 2 次，将 2 次煎液混合，去渣取汁代茶饮。此外，泽泻还可以与山楂合用代茶饮，以增强降脂效果。

总之，泽泻作为一种具有独特药理作用的中药，在降血脂方面发挥着重要作用。然而，任何药物都有其适用范围和注意事项。在使用泽泻降血脂时，患者应遵循医嘱、定期监测血脂水平、注意饮食调理、避免药物相互作用等方面的问题，以确保治疗效果和自身安全。同时，如有任何不适或疑问，应及时就医咨询。

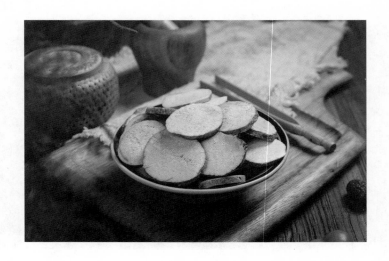

山楂降血脂靠谱吗?

中药山楂为蔷薇科植物山里红或山楂的干燥成熟果实。山楂性微温,味酸、甘,归脾、胃、肝经,具有消食健胃、行气散瘀、化浊降脂的功效。临床上用于治疗肉食积滞,胃脘胀满,泻痢腹痛,瘀血经闭,产后瘀阻,心腹刺痛,胸痹心痛,疝气疼痛,高脂血症等。

💧 山楂能降血脂吗?

中医学认为,山楂具有消食化积、行气化瘀的作用,对于血脂有一定的调节作用。经研究发现治疗高脂血症的方剂中,山楂、丹参、泽泻的使用频数位列前三。山楂中含有多种降血脂的活性物质,如总黄酮、三萜酸、植物固醇、果胶五糖等,这些成分可以帮助降低胆固醇和血压,保护血管。

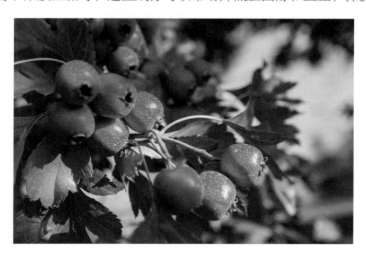

虽然山楂可以降血脂，但单独依靠山楂降血脂的效果可能并不明显。要想达到更好的降血脂效果，需要结合清淡饮食、加强锻炼等。此外，如果有心脑血管疾病等情况，还需要配合他汀类药物来降脂，此时山楂只能起到辅助作用。

● 山楂降血脂的原理是什么？

现代药理研究表明山楂的症靶为消化不良、月经不调，标靶为高血脂。有研究称山楂中的有效成分黄酮能显著降低高血脂大鼠血清中胆固醇和甘油三酯的含量，它的作用机制可能是山楂黄酮对肝细胞微粒体及小肠黏膜的胆固醇合成的限速酶有抑制作用，而对胆固醇分解酶无明显影响。

● 山楂有毒性吗，可以长期大量吃吗？

药典中规定山楂的用量为 9~12 g，山楂的毒性实验显示其无明显不良反应，但脾胃虚弱而无积滞者及胃酸分泌过多者慎用，孕妇不宜过量服用山楂，大量食用山楂会刺激子宫收缩，甚至导致流产。山楂临床经验用量范围为 5~30 g。

● 要想降血脂，应将山楂与什么中药配伍？

山楂可以和陈皮、枸杞、荷叶、黄芪、决明子等配伍代茶饮，辅助降血脂。

表4　山楂与不同药物的配伍

配伍	作用
山楂＋陈皮	健脾理气，开胃消食，活血化瘀，促进胃肠道消化吸收，降低血液中胆固醇
山楂＋枸杞	养心安神，调节血脂，提高免疫力
山楂＋荷叶	清热祛湿，健胃消食，有利于食物消化吸收、脂肪代谢，调节血脂
山楂＋黄芪	提高免疫力，促进消化，降低血脂
山楂＋决明子	清热解毒，消食通便，清肝明目

　　总之，山楂降血脂的作用是肯定的，但要注意适量食用，并结合其他降血脂方法和健康的生活方式，如有不适，请及时就医。单味中药的功效具有局限性，应以多味中药复方配伍应用或中西医结合进行治疗，提高降血脂中药的应用价值。

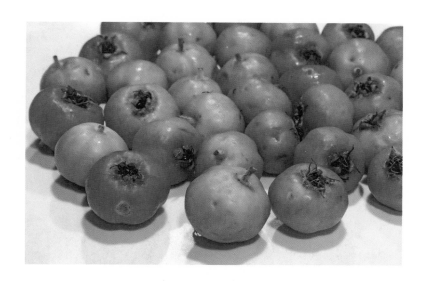

绞股蓝与血脂

绞股蓝，又称天堂草、福音草，来源于葫芦科绞股蓝属植物绞股蓝，以全草入药。它在我国南方各省广泛分布，常见于山坡疏林、灌丛或溪边阴湿处。绞股蓝是一种传统的中草药，近年来因其独特的保健功能备受关注。

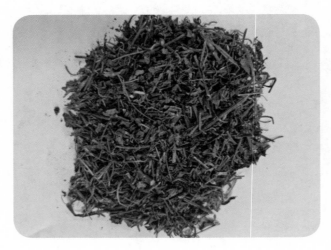

🔵 绞股蓝的活性成分

绞股蓝含有丰富的绞股蓝皂苷、黄酮类化合物、多糖、氨基酸、维生素及矿物质等多种营养成分。其中，绞股蓝皂苷是其主要活性成分，具有显著的药理作用。

🔹 绞股蓝是如何降血脂的?

绞股蓝中的绞股蓝皂苷能够调节人体内的脂肪代谢,抑制胆固醇的合成,促进胆固醇的排泄。多项研究表明,绞股蓝中的绞股蓝皂苷能够显著降低血脂,尤其是 LDL-C 和 TC。它还能够增加 HDL-C 的水平,促进胆固醇的逆向转运,有助于减少心血管疾病的风险。同时,绞股蓝还能提高抗氧化酶的活性,减轻氧化应激反应,进一步保护心血管健康。

🔹 绞股蓝降血脂的特点

与其他降脂药物相比,绞股蓝具有天然、安全、副作用小的优点。然而,其降血脂效果可能相对较慢,需要长期坚持使用才能看到明显效果。此外,绞股蓝还可以与其他降脂药物联合使用,以提高治疗效果。

🔹 绞股蓝的使用方法

绞股蓝可作为草药煎汤内服,也可制成代茶饮。一般建议每次使用 3~9 g 绞股蓝,煎汤或泡茶饮用,每日 1~2 次。但具体用量还须根据个人体质和医生建议进行调整。

🔹 注意事项

◎ 绞股蓝虽然具有降血脂的作用,但并不能完全替代药物治疗。对于血脂异常严重的人群,应在医生指导下进行规范治疗。

◎ 孕妇、哺乳期妇女及儿童在使用绞股蓝前应咨询医生意见。

◎ 如在使用绞股蓝过程中出现不适或过敏反应,应立即停止使用并就医。

总之,绞股蓝作为一种天然的中草药,具有显著的降血脂作用。通过了解其营养成分、作用机制及使用方法等,我们可以更好地利用绞股蓝来维护心血管健康。在使用绞股蓝时需要注意其潜在的风险和限制条件,以确保安全有效地使用。

决明子与血脂

决明子，又称草决明、马蹄决明，是一种传统中药材，为豆科植物钝叶决明或小决明的干燥成熟种子。决明子性微寒，味甘、苦、咸，具有清热明目、润肠通便的功效。近年来，决明子在调节血脂方面的药用价值受到了广泛关注。

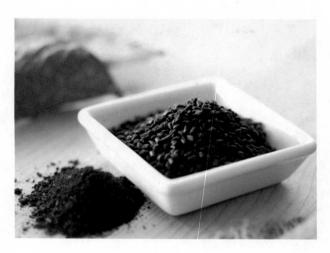

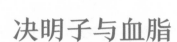 决明子降血脂的原理

决明子中含有丰富的大黄酚、大黄素甲醚等化合物，这些物质具有明显的降低血清 TC 和甘油三酯的作用。决明子还能促进肠道蠕动，减少肠道对胆固醇的吸收，从而进一步降低血脂水平。

💧 如何合理使用决明子？

　　◎ 决明子可以泡茶饮用，每日适量饮用即可。

　　◎ 也可以将决明子研磨成粉末，加入粥或牛奶中食用。

　　◎ 使用时建议根据自身情况调整用量，避免过量。

💧 注意事项

　　决明子作为传统中药材，在调节血脂方面具有一定的作用，但过量使用也可能带来一些副作用，如腹泻、腹痛、消化不良等症状。此外，孕妇和哺乳期妇女、老年人及患有肝肾疾病的人群应慎用。

　　每个人的身体状况和反应都有所不同，在使用决明子降血脂前，建议先咨询医生或药师。在使用过程中，也要注意适量使用，避免过量使用带来的副作用。最重要的是，要结合健康的生活方式，全面改善血脂状况，为身体健康保驾护航。

红曲与血脂

 红曲是什么？

红曲为曲霉科真菌红曲霉的菌丝体寄生在粳米上而成的红曲米，在古代称为丹曲，起源于中国，已有两千多年的使用历史，早在汉代就已经在民间普及，用于改善菜肴或食品的外观色泽，并赋予独特的风味，不仅能作为天然无毒的食用色素使用，还能用于肉、鱼、豆类等各种食品的抗菌防腐，红曲还富含酒香，是酿酒酿醋的好原料。红曲性温，味甘，入肝、脾、大肠经，具有活血化瘀，健脾消食，温中止痢的作用。临床可用于治疗消化不良、饮食停滞引起的腹胀饱滞、胸膈满闷，以及三焦湿热引起的腹痛泄泻、下痢赤白，或者妇女产后恶露不尽、瘀血阻滞引起的腹痛身热等症。直到20世纪70年代，人们发现红曲竟然还有很好的降血脂作用，引起了国内外的重视和关注。

 红曲与洛伐他汀

20世纪70年代末，日本科学家从红曲发酵液中发现并分离得到一种名为莫纳可林 K 的化学成分，发现其能显著抑制体内胆固醇合成。这一发现引起了国际上的广泛关注和重视，经过科学家们对红曲更深入的研究，终于在1987年研制出了第一代他汀类降脂药——洛伐他汀。洛伐他汀凭着卓越的降低 TC 和 LDL-C 的作用，上市不久马上跻身世界十大畅销药行列，成为当时全球瞩目的"重磅炸弹式药物"。

● 红曲还有什么作用？

红曲中除含有莫纳可林类化合物外，还含有麦角甾醇、生物黄酮、皂苷、膳食纤维、氨基多糖等丰富的生理活性物质，具有降血脂、降血糖、降血压、抑菌、抗肿瘤、增强免疫力等广泛的药理作用。红曲中的天然抗氧化剂黄酮等则具有保护肝脏的作用。

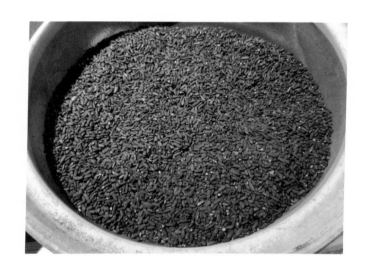

陈皮与血脂

陈皮为芸香科植物橘及其栽培变种的干燥成熟果皮。陈皮性温，味苦、辛，归肺、脾经，具有理气健脾、燥湿化痰的功效，用于治疗胸脘胀满、食少吐泻、咳嗽痰多。现代研究表明陈皮具有降血脂、抗癌、助消化、护肝、祛痰理气、抗炎、抗病毒、抗抑郁、调节血压以及治疗糖尿病、保护心脏等作用。陈皮含有丰富的生物活性成分，如挥发油、黄酮类化合物、核苷类物质等，发挥降血脂作用的主要成分为陈皮水提物、陈皮醇提物、多甲氧基黄酮类物质。

🔵 你知道陈皮需要陈化吗？

陈皮在我国使用历史悠久，是药食两用品，首载于《神农本草经》。《本草经集注》记载橘皮等 6 味中药须陈用，《本草蒙筌》将新采的橘皮命名为橘红，久藏者命名为陈皮，陈化后能起到"减燥增效"的作用。不同典籍对陈化的时间有不同说法，明代《药鉴》中认为陈皮应隔年用，而清代典籍则普遍认为应陈化两三年甚至更久。广陈皮中提取出的挥发油含量高于其他地区陈皮，在陈化的一至五年里，广陈皮与其他地区陈皮组分存在明显差异，陈化的第一年到第二年是广陈皮中特殊风味物质形成的关键时期。

🔵 新会陈皮有什么特别之处？

新会的地理位置适合柑橘生长，且当地栽培技术极佳，加工工艺传统，太阳晒干后自然陈化，这也就造就了新会陈皮卓越的质量。不同年份的新会陈皮在外观、气味上会有所不同，三年新会陈皮具有清香味，五年时陈香、回味悠长，而十年、二十年的陈皮会增加层次性的不同。陈化年份越高的陈皮，口感层次性越明显。新会陈皮中多甲氧基黄酮类物质的理气助消化作用比其他地区陈皮强。

● 陈皮是如何降血脂的？

◎ 促进消化：陈皮为理气圣药，现代研究表明陈皮对胃肠道有双向调节作用，可以加速消化液分泌，提高食欲，有助于减少脂肪的堆积。

◎ 消炎作用：陈皮醇提物、水提物和橙皮苷均具有抗炎活性，可以清除肺部和气管中的炎症病变，有助于改善脂质代谢，从而降低血脂。其中陈皮醇提物的抗炎活性最高。

◎ 防止脂质氧化：陈皮中的核苷类物质可以防止脂质出现氧化反应，从而保护血管壁，降低血脂水平。随着贮藏年限的增加，陈皮总黄酮含量逐渐增加，其抗氧化活性也越来越高。不同年份的陈皮挥发油均具有较好的还原能力，且抗氧化效果与挥发油体积分数呈量效关系。

◎ 调节代谢：川陈皮素能显著降低肝细胞脂质沉积，增加甘油三酯消除率，对肝细胞有保护作用。

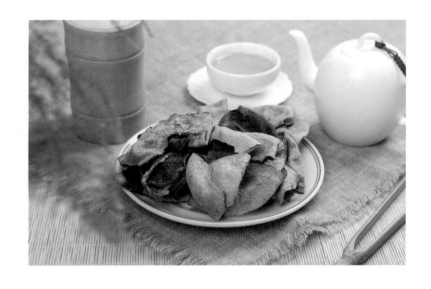

◆ 你会用陈皮吗？

将陈皮与其他中药配伍使用，可以达到更好的降血脂效果。例如，陈皮与山楂、枸杞、红曲等联合使用，可以增强降血脂的作用；陈皮与绞股蓝、决明子等中药配伍使用，具有降血压、降血脂的辅助治疗作用。

陈皮虽好，但要适量使用，注意个人体质，在使用陈皮前，先咨询医生或药师，了解自己的体质是否适合。另外在使用陈皮降血脂的同时，还需要注意饮食调整，保持低脂、低盐、低糖的饮食结构，增加膳食纤维的摄入，减少饱和脂肪酸和胆固醇的摄入，这样才可以更好地发挥陈皮降血脂的效果。

蒲公英与血脂

蒲公英为菊科植物蒲公英、碱地蒲公英或同属数种植物的干燥全草，性寒，味苦、甘，归肝、胃经，具有清热解毒、消肿散结、利尿通淋之功效，药用始载于唐《新修本草》。蒲公英中的化学成分种类繁多，主要含黄酮类、酚酸类、萜类、固醇类、多糖类、色素类、挥发油类和香豆素类化合物，其中黄酮类、酚酸类和萜类化合物为蒲公英主要药理活性成分，包括木犀草素和槲皮素类黄酮及其衍生物，具有保肝利胆、修复胃黏膜损伤、降血脂、降血糖、抗菌、抗氧化、抗炎、抗病毒、抗肿瘤和增强免疫力等药理活性。

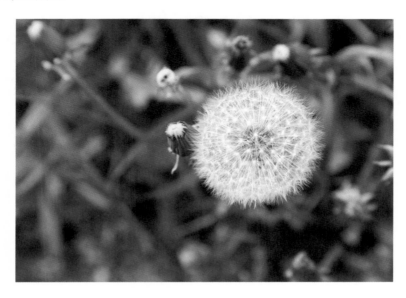

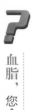
● 蒲公英的根和叶分别药用，合理吗？

蒲公英全草入药，根和叶略有区别，秋季采挖的蒲公英根，苦性更大，清肝护肝的作用更强，可以治疗乳腺痈肿等疾病，同时它也有一定的抗炎、增加动脉血液循环和促进胃部消化的作用；蒲公英的叶子，清热解毒和利尿散结的作用要更强一些，对于热淋、小便短涩、湿热黄疸、上呼吸道感染、急性扁桃体炎和慢性胃炎等具有很好的疗效。蒲公英多糖是蒲公英发挥其药理作用的关键成分之一，其含量丰富，占干重的 30%~50%。多糖的含量：根 > 花 > 叶；蒲公英的总黄酮含量：花 > 叶 > 根。

● 蒲公英能降脂减肥？

蒲公英可通过减少氧化和炎症过程来降低动脉粥样硬化的风险。蒲公英根和叶的提取物可减少氧化应激，明显降低血清中的 TC，一定程度上降低甘油三酯，对 LDL-C 影响小，能有效升高血清中 HDL-C 的水平，防止氧化应激相关的动脉粥样硬化，降低动脉粥样硬化指数，限制动脉粥样硬化的程度，研究者将这种积极变化归因于菊苣酸。此外，蒲公英叶因其钾含量高，对心血管系统有积极作用，还具有抗血栓的作用，可以防止血栓形成。蒲公英叶具有抗肥胖的特性，可改善体内的脂质状况和天冬氨酸氨

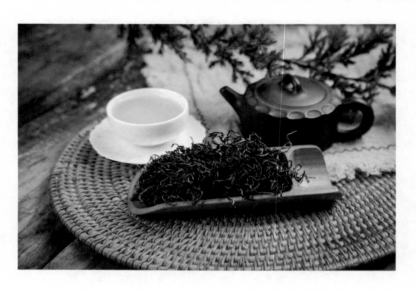

基转移酶与丙氨酸氨基转移酶的浓度。蒲公英花糖浆具有减肥和调节前列腺素含量的作用。

● 蒲公英要科学应用

蒲公英有多种用法，可以煎汁口服、捣泥外敷、泡水喝、凉拌、做馅，还可以与其他中药一起配伍使用。然而，需要注意的是，蒲公英虽然具有降血脂的功效，但并不是所有人都适合食用。体虚或体质偏寒的人最好少喝或者不喝蒲公英茶，对其过敏的人也应该避免食用，应根据自身情况在专业医生的指导下辨证施治。同时，保持良好的生活习惯和心态，注意观察身体的反应，如有不适应及时就医。

荷叶与血脂

  荷叶是睡莲科植物莲的叶片，莲原产于中国和印度，中国除青海、西藏外，各地均有分布，主要分布于长江、黄河和珠江三大流域。莲不仅可供观赏，其地下茎、子、叶可作为蔬菜，荷叶、荷梗、莲子、莲心、莲房、莲须、藕节可药用。荷叶性平，味苦，归肝、脾、胃经，具有清暑化湿、升发清阳、凉血止血利水等功效。明太祖朱元璋的御医戴思恭在《证治要诀》中记载："荷叶灰服之，令人瘦劣。"《本草纲目》记载荷叶可"生发元气，裨助脾胃，涩精浊，散淤血，清水肿，痛肿，发痘疮"。可见荷叶在古代就被发现有减肥之功效。

🌢 除了好看，荷叶还有什么作用？

  现代医学研究发现荷叶的主要成分有生物碱类、挥发油类、有机酸类、黄酮类、皂苷、甾体类化合物等，具有调脂减肥、镇咳祛痰、降低血压、抗氧化、抗衰老、抗菌、解痉、止血、抑制脂肪肝等多方面作用，临床用于治疗肥胖、高脂血症、小儿夏季热、肺炎、痘疮等。荷叶生物碱和黄酮均有降脂、抗氧化的作用，但两者的侧重点不同，生物碱的降脂作用强，黄酮的抗氧化作用强，荷叶生物碱盐的降血脂作用强于荷叶生物碱。荷叶中的强抗氧化化合物可以清除血液中的自由基，减少自由基对血管壁的破坏，有利于防治心血管方面的疾病。

● 荷叶是如何降血脂的?

　　荷叶中的芳香族化合物能有效溶解脂肪,化浊去腻,防止脂肪积滞体内;维生素 B_1、维生素 C 能促进胃液分泌,有助消化与消脂。对于气滞型肥胖,更能起到双重瘦身效果。荷叶还有极佳的利水功效,对于久坐少动的上班族以及脾虚、气虚、容易水肿的人,可以排出体内多余的脂肪和潴留电解液而减重。

　　研究表明,荷叶生物总碱能明显抑制肥胖大鼠的体重增长,影响其肥胖程度,降低肥胖大鼠血清 TC、甘油三酯及动脉粥样硬化指数,而且在发挥减肥作用的同时,动物活动正常,无明显腹泻和抑制食欲的现象发生。但荷叶生物总碱减肥降脂药理效应缓慢,给药 3 周后才出现较明显的药理作用。荷叶中的荷叶碱含有多种有效的化脂生物碱,能有效分解体内的脂肪,并且排出体外。荷叶碱能密布在人体肠壁上,形成一层脂肪隔离膜,阻止脂肪吸收,防止脂肪堆积,具有较强的油脂排斥功效,减肥和降脂作用卓越。

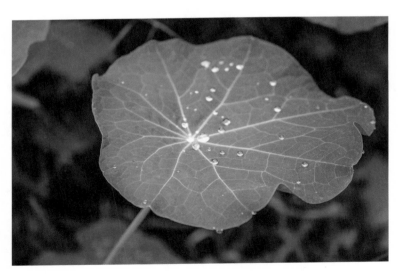

💧 荷叶用单方还是复方呢？

　　单味荷叶治疗肥胖的疗效已被历代医家证实，临床上广泛用于治疗阳虚肥胖、单纯性肥胖或合并高脂血症的肥胖患者，并有显著的疗效。临床上也常以复方的形式利用荷叶降血脂，常见的煎剂有荷叶合剂、荷叶水煎剂、祛脂汤等，也可制成中成药、胶囊等，主要用于防治冠心病、动脉粥样硬化及高脂血症。

💧 食用荷叶要注意什么呢？

　　荷叶的食用方法多种多样，可以泡茶、煮粥、炖汤等。需要注意的是，虽然荷叶具有降血脂功效，但并不是所有人都适合食用。清代吴仪洛《本草从新》记载，荷叶"升散消耗，虚者禁之"。所以体质虚弱的人应该避免或谨慎食用荷叶，确实需要食用时应根据自身情况在专业医生的指导下进行综合治疗，不可过量或长期食用，还要结合健康的生活方式，如合理饮食、适当运动等。

三七与血脂

　　三七是云南白药的主要成分，号称"金疮要药""止血金不换"，外用善治"金疮"，内服可止内伤脏腑经络出血。今天我们就来了解一下被誉为"伤科第一圣药"的三七与血脂有什么关系。

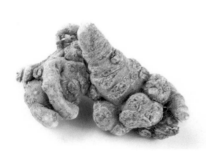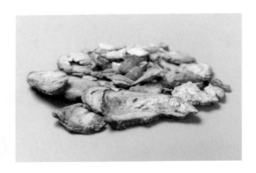

　　三七，别名山漆、参三七、田漆、田七、田三七、滇三七，首载于《本草纲目》，为五加科植物三七的根和根茎，主产于云南、广西等地，夏末秋初开花前后采挖，与人参、西洋参并称为五加科的"三兄弟"。三七性温，味甘、微苦，无毒，归肝、胃经，具有散瘀止血、消肿定痛的功效，常用于咯血、吐血、衄血、便血、崩漏、外伤出血、胸腹刺痛、跌扑肿痛等症的治疗。《本草纲目》称其"治折伤跌扑出血，敷之即止，青肿经夜即散"。清代赵学敏在《本草纲目拾遗》中补充了三七的补血作用："人参补气第一，三七补血第一。"清代陈士铎所著的《本草新编》曰："加入补血补气之药中更神，盖止血药得补药而无沸腾之患，补药得止血药而有宁静之休也……故止血而又兼补。"清代朱东樵谓三七"独于血分见知音"，高度概括了三七的作用集中于血分，主要发挥止血、活血、补血三重作用，"止血不留瘀，化瘀不伤正"。

现代研究表明，三七中含有三七总皂苷、黄酮类、三七素（三七氨酸）、挥发油、氨基酸、糖类等有效成分，具有止血、抗血小板聚集、抗心律失常、保护脑组织、降血压、降血脂、抗炎、保肝、护肾、抗肿瘤及调节免疫等多方面的药理作用，在治疗各种内、外出血，抗血小板凝集，预防因高血脂引起的心血管疾病，调节血脂、血糖等方面，具有广泛的应用价值。其中三七总皂苷和三七素是三七发挥功效的主要物质基础，发挥活血、补血作用的主要成分为三七总皂苷，发挥止血作用的主要成分为三七素，三七素是氨基酸，加热后易被破坏，故止血一般生用。需要注意的是，动物实验表明，三七素具有神经毒性。

● 三七与血脂有什么关系？

三七可降低高胆固醇血症患者 PCSK9 mRNA 的表达、升高 LDLR mRNA 的表达，从而降低血浆 PCSK9 水平、升高 LDLR 水平。临床试验结果提示三七调节血脂主要通过升高 HDL-C 和降低甘油三酯，一方面促进胆固醇逆向转运、稳定斑块以防不良心血管事件的发生，另一方面通过来降低乳糜微粒及 VLDL 来延缓 VLDL 转变为 LDL。基础实验表明三七不仅可以抑制 LDLR 内化进入溶酶体降解，而且还可能从根本上减少 LDLR 的合成，从而削弱 LDLR 在细胞膜表面转运 LDL 的功能，从而降低 LDL-C 的生成，降低冠心病风险。

● 三七的产品有哪些规格？

三七分春三七与冬三七 2 个规格，分别按头数划分等级，各 13 个等级。春三七，产量高，质量好。三七产品包括七头、筋条、七根、剪口、七叶、七花等。七头为主要产品，三七头又分为猴头、狮子头、铜皮铁骨、疙瘩七、萝卜七。猴头、狮子头、铜皮铁骨品质最优价格也相对高。另外，有滑头子三七、剪口七（支根）、七须（须根）、三七叶、三七花。三七花亦可有效降血脂。20 个 500 g 的三七头，被称为"七王"。临床使用最多的是三七粉，是由三七研磨而成的粉末。同等剂量不同粉碎度的三七对高脂血清刺激平滑肌细胞增殖的抑制作用不同，超高剂量时，细粉作用强于粗粉。

🔘 三七降血脂的效果及注意事项

三七所含成分三七总皂苷与人参所含有效成分人参总皂苷有相当一部分单体皂苷化学结构一致，国外专家认为无论从药理、药效还是有效成分含量上看，三七都超过人参。它不仅有人参的滋补强壮、耐缺氧、抗衰老、抗疲劳等作用，还具有人参缺少的止血、镇痛、消炎、抑制血小板聚集作用，尤其能扩冠状动脉、增加心肌供血、耐缺氧，又能降血脂、扩血管，使其成为防治心血管疾病和中老年保健的理想辅助治疗药物。但临床应用须辨证论治，结合饮食、运动等综合疗法，并注意三七为"温"性药物，血分病证属"热"，口舌生疮等上火症状者，当避免单用三七。儿童、孕妇、经期妇女应由医师辨证论治。

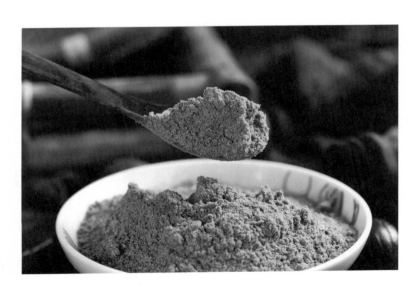

丹参与血脂

"一味丹参，功同四物"，丹参究竟神奇在哪？丹参也能降血脂吗？

丹参为唇形科植物丹参的干燥根及根茎，别名红根、赤参及紫丹参等，始载于《神农本草经》，列为上品。《本草纲目》谓其"活血，通心包络，治疝痛"。丹参性微寒，味苦，归心、肝经，具有活血祛瘀、通经止痛、清心除烦、凉血消痈等功效。现代研究证明，丹参能扩张血管、加快血流、改善微循环、改变血液黏滞性、抗氧化、抗凝血、增加心肌供血等，主要用于治疗冠心病、高脂血症、脑血管病。从 20 世纪 30 年代起，人们就开始研究丹参的化学成分，目前已阐明丹参的有效成分为脂溶性的二萜醌类化合物和水溶性酚酸类化合物，此外还含黄酮类、三萜类、固醇类化合物等成分。丹参脂溶性成分的化合物种类有 40 多种，主要活性成分有丹参酮 I、丹参酮 II A、隐丹参酮、二氢丹参酮 I 等。脂溶性的丹参酮类以改善血液循环、抗菌和抗炎作用为主，而水溶性的酚酸类则以抗氧化、抗凝血、抗血栓形成、调血脂和细胞保护作用为主。其中丹参素和原儿茶醛是丹参水溶性成分中的主要药效成分。

🌢 丹参是如何降血脂的？

丹参具有较好的降低血脂、促进胆固醇排出、降低胆固醇及甘油三酯水平、减少脂肪含量等作用。网络药理学研究表明，丹参注射液通过多组分、多靶点、多途径发挥降脂作用，其机制可能与糖脂代谢、炎症反应等信号通路有关。丹参注射液可能通过激活 PPARγ-LXRα-CYP7A1/ABCA1 信号通路，减少胆固醇的合成，促进胆固醇的转运、代谢，发挥降脂作用。

💧 丹参可以食用吗？

丹参可以通过多种方式食用，例如泡水喝或者煎服，但必须在医师的指导下使用。在降血脂方面，丹参可以作为辅助治疗药物使用，但并不能完全依赖它来降低血脂，还需要结合其他治疗方法，如调整饮食结构、增加运动等。

💧 丹参降血脂用单方还是复方？

丹参降血脂多用复方，起辅助降血脂的作用。方剂丹参饮通过提高清除自由基、抗氧化能力，改善红细胞变形性、聚集性等方面，改善血瘀状态，从而达到活血化瘀降血脂的作用。还有多种中成药制剂，如复方丹参片、复方丹参滴丸、丹参注射液，复方丹参注射液、丹参酮ⅡA磺酸钠注射液、丹红注射液等。复方丹参滴丸联合阿托伐他汀可有效治疗冠心病合并高脂血症，改善患者血脂、心脏功能和血液流变学状态。

💧 丹参及其制剂的安全性如何？

丹参活血化瘀降血脂，但并非所有人都适合使用。孕妇、哺乳期妇女、儿童以及有出血倾向的患者应慎用丹参。丹参类制剂有不良反应报道，如丹参片可引起口腔多处溃疡、肺结核咯血；丹参注射液可致猝死、窦性心动过缓、心动过速、加重蛋白尿、溶血尿毒症综合征、严重胃肠道反应、高热、腹痛、剥脱性皮炎、腓肠肌痉挛、肌肉震颤。所以使用丹参制剂必须咨询医师，辨证施治。

会吃才能降血脂

脂肪也分好坏？

　　总胆固醇、甘油三酯、脂蛋白、载脂蛋白……但凡生化检验报告中有一个异常值，多数人的第一反就是尽可能减少脂质的摄入。当然，健康意识十分可贵，异常值确实敲响了警钟。但一味地限制甚至不吃就是健康的吗？降脂从来就不是完全不吃，而是会吃！对于膳食脂肪的摄入，最重要的其实是你选择的脂肪类型。提倡低脂饮食，这里的"脂"是指某一类脂质，并不能一概而论。脂肪也分好坏，健康的脂肪是必要的，是对健康有益的，甚至还能帮你降脂。

　　广义上的低脂就是降低脂肪所提供能量的占比。当我们主动降低脂肪的摄入时，为了达到身体对能量的需求，往往也会增加碳水化合物比如主食的摄入。我们的身体会很快消化这些精制碳水化合物，影响血糖和胰岛素水平，这有可能导致体重增加甚至其他疾病。护士健康研究和健康专业人员随访研究都表明，人体摄入的食物中脂肪所提供能量的占比与体重增加以及各类严重的疾病如癌症、心脏病等之间并没有显著关系。比起采用低脂饮食，更重要的是专注于吃有益的"好脂肪"，避免有害的"坏脂肪"。脂肪是健康饮食的重要组成部分。应选择含有"好的"不饱和脂肪酸的食物，限制高饱和脂肪酸的食物，避免"坏的"反式脂肪酸。

　　"好的"不饱和脂肪酸能改善胆固醇的含量、调节血脂、预防血栓，免疫调节，同时对大脑和眼睛也有很多益处。不饱和脂肪酸又分为单不饱和脂肪酸和多不饱和脂肪酸两种。多数研究表明，选择单不饱和脂肪酸是优中选优。

单不饱和脂肪酸与多不饱和脂肪酸都可以降低胆固醇、甘油三酯和 LDL-C（"坏胆固醇"）。但大量摄入多不饱和脂肪酸也同时降低了 HDL-C（"好胆固醇"），而单不饱和脂肪酸没有这一潜在的不良作用。饱和脂肪酸对健康也有负面影响，会增加 LDL-C，从而增加患心脏病和中风的风险。而"坏的"反式脂肪酸不仅会增加 LDL-C，还会降低 HDL-C，有增加心血管疾病的危险性，不利于相关疾病的预防。

这里还要引入一个重要的概念就是必需脂肪酸，它是指机体生理需要，但人体不能自身合成，必须从食物中摄取的多不饱和脂肪酸，这也就是为什么我们必须要吃脂质的原因。

为了身体健康，你的饮食中需要部分脂肪，提供热量和必需脂肪酸，帮助你的身体吸收脂溶性维生素，如维生素 A、D、E 和 K。但摄入过多饱和脂肪酸和反式脂肪酸，可能会增加 LDL-C 和降低 HDL-C。这种不平衡会增加患高血压、动脉硬化、心脏病和中风的风险。脂肪也分好坏，脂肪的种类和摄入的总量对健康同样重要。分清脂肪的好坏，会选会吃才更健康。

如何区分脂肪的好坏？

上一篇跟大家一起认清了脂肪的好坏，那这些分类具体是指什么食物呢？

● "好的"不饱和脂肪酸可以降低患心血管疾病的风险

◎ 单不饱和脂肪酸

单不饱和脂肪酸已被证明可以改善血液中的胆固醇水平。它们存在于：橄榄油、菜籽油、花生油、不加氢的人造黄油、鳄梨、一些坚果（杏仁、开心果、腰果、山核桃和榛子）中。

◎ 多不饱和脂肪酸

多不饱和脂肪酸可以降低坏胆固醇水平。一种是 ω-3 脂肪酸，也就是大家熟知的鱼肝油中的重要成分，它可以帮助防止血液凝固，降低中风的风险，还有助于降低甘油三酯。ω-3脂肪酸的最佳来源：冷水鱼（鲭鱼、沙丁鱼、鲱鱼、虹鳟和鲑鱼）、菜籽油、大豆油、亚麻

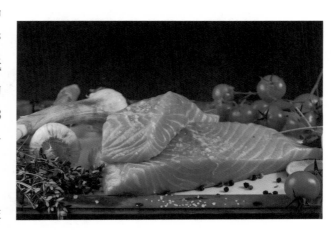

籽、核桃、山核桃、松子。另一种多不饱和脂肪酸是 ω-6 脂肪酸，它有助于降 LDL-C，但大量摄入它也会降低有益的 HDL-C，所以应适量食用。ω-6 脂肪酸存在于红花油、葵花油、玉米油、非氢化人造黄油以及杏仁、山核桃、葵花籽等坚果中，也存在于许多熟食中。

"坏"脂肪即使少量食用也会增加患病风险

◎ 反式脂肪酸

反式脂肪酸中的人工反式脂肪酸是一种添加到某些食品中的脂肪，用于改善食品的口感和质地，延长保质期。然而，反式脂肪酸会增加不健康的 LDL-C，降低健康的 HDL-C，从而增加患心脏病的风险。反式脂肪酸主要存在与油炸食品、烘烤食物、膨化食品、奶油食品中。

◎ 饱和脂肪酸

饱和脂肪酸会增加 LDL-C，虽然不如反式脂肪酸有害，但与不饱和脂肪酸相比，它对健康有负面影响。饱和脂肪酸含量高的食物包括：肥肉、全脂乳制品、黄油、人造黄油、猪油、椰子油、酥油、棕榈油。深加工食品更是饮食中饱和脂肪酸的主要来源，这些食物含有许多成分，在工厂里经过复杂的加工，所以食物看起来不像它原本的样子。深加工食品包括：熟食肉类、热狗、汉堡、饼干、蛋糕、炸薯条以及其他休闲食品。

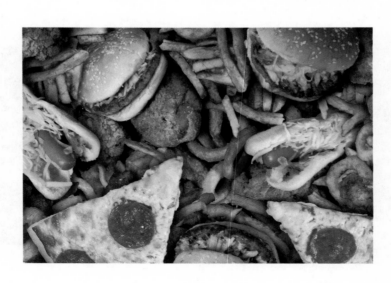

💧 现在大家知道了如何区分脂肪的好坏，那一天应该吃多少脂肪呢？

先了解一个概念——脂肪供能比，指每日膳食中脂肪产生的能量占总能量的比例，脂肪供能比＝［脂肪摄入量（g）×9 kcal/g］/ 总能量摄入量（kcal）×100%。

为适应生长发育，0~6 个月婴儿的脂肪供能比应为 40%~60%，优质母乳即可满足；7~12 月龄婴儿的饮食除母乳外还应添加部分辅食，脂肪供能比应为 40%；1~3 岁幼儿脂肪供能比则降至 35%；4~17 岁儿童青少年、成人及老年人的脂肪供能比的可接受范围均为 20%~30%，超过 30% 就有可能增加相关疾病的发生风险。对于需要限制的饱和脂肪酸，4~12 岁儿童应限制在总能量的 8% 以下，成年人应限制在 10% 以下；反式脂肪酸的摄入量应少于每日总能量的 1%，建议不超过 2.0 g。另外，每人每天油脂的摄入推荐在 20.0~30.0 g。

除了会选择脂肪的种类与量，还应该增加优质蛋白、维生素、矿物质来富养好脂，增强运动、摄入膳食纤维来代谢坏脂。会选会吃，平衡血脂，积极防治！

降血脂必吃的食物

要想降血脂，除了药物和运动外，饮食也是重点。高血脂不是吃肉吃出来的，有时候你吃得越素越清淡，血脂反而越高。那么日常生活中可以吃哪些食物来降血脂呢？

蔬菜

荠菜、番茄、藻类（海带、裙带菜等）、胡萝卜、大蒜、生姜、菜花、菠菜等蔬菜富含维生素、矿物质和膳食纤维，有助于降低血脂，特别是富含维生素 B、维生素 C 和胡萝卜素的蔬菜，如荠菜、番茄、胡萝卜等，具有良好的抗氧化性，可以清除自由基，保护细胞膜免受氧化损伤，抑制脂

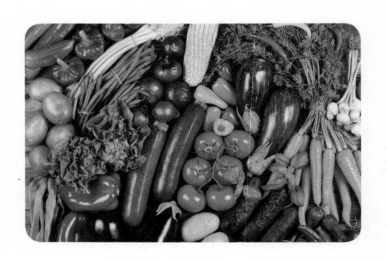

质过氧化，从而降低血脂。藻类富含碘，可以抑制脂质过氧化和抗肝纤维化，有助于降血脂和保护肝脏。大蒜和生姜则具有良好的抗炎和抗氧化作用，可以降低血脂。

💧 水果

苹果、山楂、红枣、猕猴桃、葡萄、柑橘类等水果富含维生素 C、膳食纤维和抗氧化物质，可以降低血脂，特别是富含果胶的水果，如山楂、红枣等，可以降低血浆胆固醇和甘油三酯水平。

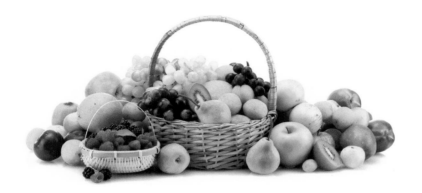

💧 豆类

大豆、绿豆、红豆、黑豆等富含不饱和脂肪酸、膳食纤维和植物化学物质，可以降低血脂，特别是大豆及其制品，如豆浆、豆腐等，可以降低血浆胆固醇和甘油三酯水平。

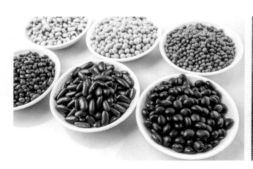
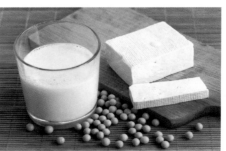

● 坚果

核桃、杏仁、榛子等坚果富含不饱和脂肪酸、膳食纤维和抗氧化物质，可以降低血脂，特别是富含 ω-3 脂肪酸的坚果，如核桃，可以降低血浆胆固醇和甘油三酯水平。

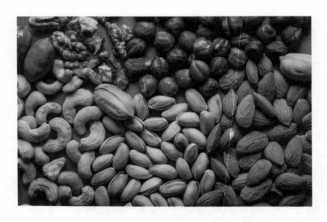

● 食用油类

橄榄油、茶油、芝麻油等。这些食用油富含单不饱和脂肪酸和多不饱和脂肪酸，可以调节血脂水平，特别是橄榄油和茶油富含 ω-9 脂肪酸，可以降低血浆胆固醇和甘油三酯水平。

在降脂的过程中，要做到饮食生活化，多吃膳食纤维含量高的食物，少吃精制米面，多吃新鲜蔬菜水果，少吃油炸、高糖食物。适当运动，定时吃药，定时复查，把血脂降到合理的范围内。

高脂血症患者能吃蛋黄吗？

　　部分高脂血症尤其是高胆固醇血症患者认为只要不摄入胆固醇即可降低胆固醇，甚至连蛋黄都不敢吃，这样做真的对吗？今天我们就来聊一聊饮食中胆固醇的相关问题，让大家更加明确是否应该完全拒绝胆固醇的摄入。

　　血液中胆固醇并不是仅与饮食摄入有关，它来自两条途径，即外源性食物中胆固醇的吸收（大约占 TC 的 1/4）和体内胆固醇的合成（约占 TC 的 3/4）。对大多数健康人来说，胆固醇是可以通过代谢机制维持在正常水平的。膳食摄入的胆固醇对人体血液中 TC 影响相对较小，但不同个体之间存在较大的差异。影响血液胆固醇的膳食因素是多方面的，膳食胆固醇主要来源于肥肉、蛋黄、内脏等动物性食物，这些含饱和脂肪酸、胆固醇较多的动物性食物可以提高血液胆固醇的水平。

　　但是近 50 年来研究发现，胆固醇摄入量与冠心病发病率和死亡率的关系是不确定的。因此，美国、欧洲及中国均取消了"每日胆固醇摄入量低于 300 mg"的标准。

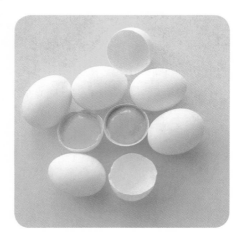

　　对于预防心脑血管疾病，我们强

调低胆固醇、低饱和脂肪酸摄入，但禁食脂肪及胆固醇是不可取的，虽然目前我们还未证实不摄入胆固醇或胆固醇低于多少会影响我们的健康，但是胆固醇参与细胞膜的组成，是类固醇激素的原料，在我们体内起着极其重要的作用。对于心脑血管疾病患者，胆固醇增高多是内源性胆固醇生成增多或清除障碍所致。因此，单纯控制脂肪、胆固醇的摄入并不科学，尤其是在禁食脂肪、胆固醇的同时，会牺牲许多其他营养素的摄入，导致营养素缺乏，进而出现糖、脂代谢紊乱等情况。没有食物中胆固醇的摄入，身体严重缺乏胆固醇，制造胆固醇的机制可能更加旺盛，胆固醇合成可能更多，反而不利于降低胆固醇。

因此，我们应该均衡饮食，强调预防心脑血管疾病的膳食模式，绝非禁食脂肪和胆固醇。鸡蛋富含维生素 D、维生素 B、矿物质等营养素，这些营养素对心血管健康和血脂代谢都有积极作用。如此看来我们在非特殊情况下尽可能不要选择拒食蛋黄等食物。

大家要积极响应中华医学会心血管病学分会、中国心血管健康联盟的呼吁：

遵循中国居民膳食指南，适量摄入动物性食物，少油少盐，选择健康饮食模式。

建立健康生活方式，合理运动、戒烟限酒。

血液中胆固醇水平异常的人群应积极关注自己的胆固醇水平，定期检测血脂水平，了解自身的健康状况；对膳食胆固醇敏感的人群和代谢障碍的人群（高血脂、动脉粥样硬化、冠心病患者等），必须严格控制膳食胆固醇和饱和脂肪酸的摄入。

积极采取药物干预，使 LDL-C 尽可能控制在理想范围之内。

必要时应咨询专业机构和专业人员，科学就医，切忌盲目听信传言。

柚子美味健康，为啥很多高血压、高血脂的人不能吃？

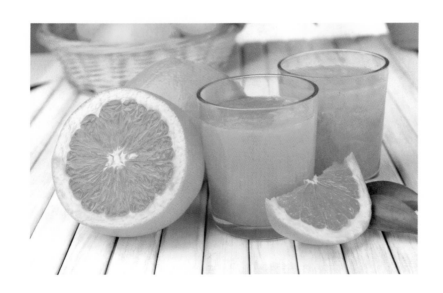

柚子是我们生活中常见的水果之一，属于柑橘类，富含维生素C，膳食纤维含量也很高，食后易产生饱腹感，还有降糖、降血脂、减肥、养肤美容等功效。

我们这里说的柚子，主要指西柚，也就是葡萄柚。西柚含有呋喃香豆素、柚苷等成分，可能会抑制一种肝脏代谢酶的作用，引起他汀类药物在体内的代谢减少而蓄积，增加药效，也会增加副作用。饮用 200 mL 左右的西柚汁基本不会对他汀的代谢造成影响；但当每天饮用量超过 1.2 L 时，引起相关副作用的概率就会大大增加。

只要是经过身体的细胞色素 P_{450}3A4 酶代谢的药物，西柚都会影响它们代谢。服用阿托伐他汀、洛伐他汀、辛伐他汀期间吃西柚，发生肌肉疼痛的可能性会增大。服用降压药如硝苯地平期间吃西柚，可能会使血压下降，引起头晕、心慌、乏力。不同人群对西柚的反应不同，如果服用可能与西柚产生相互作用的药物，一般建议服药前后三天避免吃西柚。尤其是患有多种慢性病的老年人、服用多种药品的人群，在选择水果时最好避开西柚，选用其他品种，以防影响疗效。

儿童也会高血脂？会吃就能早预防！

提到高血脂，人们往往会认为这是一种"老年病"。然而，近些年我国儿童青少年血脂异常检出率日益增长，已经到 20.3%~28.5%。血脂异常是一种慢性疾病，往往起病隐匿，没有明显的临床表现，患儿也并不一定表现为肥胖体质，只有通过血液检查才能发现。因此儿童的血脂异常问题经常被忽视。目前，《中国血脂管理指南（2023 年）》已经要求将血脂检测纳入中小学体检常规项目。血脂异常不单单是"老年病"，可发生在任何年龄段，通常开始于儿童期和青春期，这就需要从小开始防治血脂异常。在儿童期及时发现并控制血脂异常往往可以降低成年期心血管疾病的风险和严重程度。要从小开始监测血脂水平，做到早干预，延缓病程，改善预后。

一般情况下，儿童的血脂异常仅经生活方式的干预就能有良好的预后，合理的饮食结构和良好的饮食习惯尤为重要。膳食干预是首要的治疗措施，也是最经济和安全的降脂方法。根据《中国血脂管理指南 (2023)》，中至重度高脂血症患儿，即 LDL-C ≥ 6.46 mmol/L 和（或）甘油三酯 ≥ 5.65 mmol/L 者，除了膳食干预外还需要联合药物干预才能达到治疗目标。

💧 以胆固醇升高为主的家族性高脂血症

由于脂类对大脑发育起重要作用，因此对于婴儿不建议采用低脂饮食。膳食干预根据血脂水平不同分为两套膳食方案。

第一套膳食方案适用于轻度高脂血症患儿，总脂肪供能占总热量的 25%~30%，饱和脂肪酸供能占总热量的 8%~10%，胆固醇摄入 <300 mg/d。

第二套膳食方案适用于中至重度高脂血症患儿，饱和脂肪酸供能 < 总热量的 7%，胆固醇摄入 <200 mg/d。

💧 以甘油三酯升高为主的家族性高脂血症

以严格的低脂饮食作为一线治疗手段，并发胰腺炎腹痛严重时暂停禁食，腹痛缓解后给予低脂肪的肠内营养，在甘油三酯 <11.30 mmol/L 且不伴腹痛的情况下可调整为低脂饮食，依据耐受情况逐步过渡到总脂肪供能 < 总热量的 10%，饮食干预以甘油三酯 <5.65 mmol/L 为目标。

💧 谷固醇血症

应严格限制植物固醇的摄入，同时也要限制胆固醇的摄入。研究表明多数患儿通过严格的膳食干预可将血脂控制在正常范围。

预防胜于治疗，健康的血脂从预防开始。以下是一些帮助您和孩子在生活中限制脂肪摄入、降低胆固醇水平的方法。

◎ 保证新鲜水果和蔬菜的摄入。新鲜的水果和蔬菜富含膳食纤维，可以降低胆固醇水平，还能提供重要的维生素和矿物质。优先选择深绿色、橙色或黄色的水果和蔬菜。买应季的水果，把它们放在孩子能看到的地方。烹饪含有大量蔬菜的菜肴，如炒菜和汤。

◎ 食用全麦面包和谷类食品，如燕麦片、豆类、糙米等。

◎ 食用低脂牛奶和低脂酸奶。

◎ 在膳食中加入淀粉类食物，如土豆、面、米饭。

◎ 避免使用高脂肪和高热量的配料，包括黄油、人造黄油、糖、奶油和肉汁。

◎ 选择瘦肉，如鸡肉、鱼、瘦牛肉（牛腱子、后腿肉、里脊肉）和瘦猪肉（里脊肉、猪排、后腿）。切去看得见的脂肪，去掉家禽的皮。尽量让孩子每周至少吃两次鱼。

◎ 选择植物油，如菜籽油、玉米油、橄榄油、葵花籽油和大豆油。

◎ 在烹饪肉类、鱼类和家禽时，选择无脂烹饪技术，如烤、煮、蒸。

◎ 限制饱和脂肪酸、盐和糖的摄入。学会阅读食品标签，尽量避免摄入饱和脂肪酸。

◎ 帮助孩子保持活跃，达到并保持健康的体重。鼓励孩子每天至少活动一小时，家长参与其中，和孩子一起散步、骑自行车或做其他运动。

◎ 榜样作用，让孩子看到您在吃您想让他们吃的健康食品。

家族性高脂血症患儿及家庭在得到基因诊断后可进行遗传咨询和产前诊断。倡导母亲在孕期注意营养摄入均衡合理。对于高危患儿要提高筛查率，做好早筛早诊早治，预防要从娃娃抓起，从饮食开始。保持良好的生活习惯，定期检测血脂，及时就医治疗，降低心血管疾病的发生风险，保护自己和家人的血脂健康。

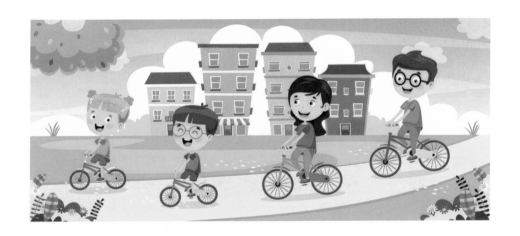

高血脂案例三则

"民以食为天"，在对待某一疾病的时候，大家都会想到从食疗方面去做一些努力。高血脂也不例外，有研究表明，健康的饮食方式对于维持脂蛋白和脂代谢平衡、促进健康和预防疾病发生有着重要意义。但如何吃得健康，如何选择降低血脂的食物，是大家觉得比较困惑的地方，下面我们通过几个案例来阐述健康饮食。

🩸 案例一

王老板是一名个体户老板，身高 180 cm，体重 90 kg。平时由于工作原因经常在外面应酬，大鱼大肉、抽烟、喝酒样样齐全，最近王老板总感觉头晕晕沉沉，身体困乏，赶紧到医院检查，发现甘油三酯高达 3.72 mmol/L。医生告诉他身体的症状是由高血脂引起的，需要进行饮食控制。

王老板的体型属于肥胖型，需要控制每日摄入总热量来减重，这就需要控制饮食结构中各种不合理的摄入，如高脂肪、高胆固醇的食物等，同时还要坚持运动。为了帮助王老板进行饮食控制，我们了解了王老板的饮食习惯，结合《成人高脂血症食养指南》的原则，给予他如下建议。

◎ 严控脂肪，少油烹饪

限制脂肪的摄入总量是防治高脂血症的重要措施。一般来说，每日脂肪的摄入量占总能量的 20%~25%，像王老板这样的高甘油三酯血症者更应尽可能减少每日脂肪摄入总量。我们以成年人每日能量摄入

1 800~2 000 kcal 为例，相当于全天各种食物来源的脂肪摄入量（包括烹调油、动物性食品及坚果等食物中的油脂）在 40~55 g，其中每日烹调油在 25 g 左右，相当于两汤勺。

因此，在条件允许的情况下，建议王老板选择居家饮食。首先，烹调时采用量勺、量杯等工具对烹调油进行量化，杜绝煎、炸、烤等需要用很多烹调油的烹饪方式，选择凉拌、清蒸、烫、炖等方式进行烹饪，减少食用油摄入。其次，不同的植物油，所含有的脂肪酸成分不同，选择富含不饱和脂肪酸的植物油，如橄榄油、亚麻籽油等，有益于心血管的健康。当然王老板由于工作原因，应酬难以避免，面对食物的诱惑时也可以采用一些简单的方式，比如把食物放在开水中涮一下，略微减少食物表面的油脂和盐分也未尝不可。

另外，王老板喜欢吃荤菜，尤其是动物内脏，这样的饮食习惯一定要改变。建议控制高胆固醇食物的摄入，尽量选择低胆固醇食物；同时可以选择一些富含不饱和脂肪酸的食物，如鱼类、橄榄油、亚麻籽等，这些食物富含 ω-3 脂肪酸和 ω-6 脂肪酸，有助于降低血脂，维持血液胆固醇水平的平衡。

◎ 食物多样，蛋白质和膳食纤维充足

建议每日摄入食物种类不少于 12 种，每周不少于 25 种。乍一听上去，摄入这么多种食物很难做到，不过我们来仔细分析一下，可能做到这些并不难。首先是主食，大部分时候我们都是以精米、精面为主食，如果我们加一些杂粮类，如糙米、小米、燕麦、薏米，或者杂豆类，如红豆、绿豆、黑豆等，就可以增加食物的种类了。最重要的是这些杂粮、杂豆类食物富含膳食纤维，膳食纤维在肠道与胆酸结合，可减少脂类的吸收，从而降低血胆固醇水平。同时，高膳食纤维饮食可降低血胰岛素水平，提高人体胰岛素敏感性，有利于脂代谢的调节。但是也不要把所有精米精面都换成谷物杂粮，建议精米精面与杂粮类的比例为 2 ：1~3 ：1。

多吃新鲜蔬菜和水果。新鲜蔬菜和水果含有丰富的抗氧化物质，可以帮助清除体内的自由基，减少脂质氧化，有助于降低血脂。一般推荐每日摄入量为 500 g，其中绿叶蔬菜应当占一半以上。当然蔬菜的选择可以根据个人喜好，也建议品种丰富些，并且以当季的蔬菜为宜。

另外蛋白质的摄入要充足。动物蛋白摄入需要选择一些脂肪含量较低的肉类，如鱼、虾、去皮的禽肉、瘦肉等。有这样的说法：四条腿的动物不如两条腿的，两条腿的动物不如没有腿的。可以作为动物蛋白的选择方式。奶类可选择脱脂或低脂牛奶等。

◎ 少盐控糖，戒烟限酒

高脂血症是高血压、糖尿病、冠心病、脑卒中的重要危险因素，因此除了控制脂肪摄入量，还要控制盐和糖的摄入量。食盐的摄入量每天不宜超过 5 g。当然也需要避免一些隐形盐的摄入，如酱油、鸡精、咸菜、咸肉、酱菜等，如果觉得口味一时难以适应，可以适当使用醋、蒜、葱等进行调味。限制单糖和双糖的摄入，少吃甜食。

王老板有吸烟喝酒的嗜好，吸烟增加了心血管疾病的风险，而高脂血症与心血管疾病也密不可分，我们建议王老板完全戒烟，以改善 HDL-C 水平，预防 ASCVD。研究证明，即使少量饮酒也可使高甘油三酯血症人群甘油三酯水平进一步升高，因此我们也建议王老板限制饮酒。

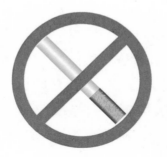

当然，生活习惯的改变不是一蹴而就的，我们建议在大目标之下定个短期计划，比如每天少吃一块肉、少放 1 g 盐、少抽 1 支烟；一周只聚餐一次；一个月减重 1 kg。慢慢体会生活习惯的改变给身体带来的变化和益处，逐步让身体重获健康。

● 案例二

　　既然吃荤菜会引起血脂升高，那么不吃荤菜是不是就能够使血脂平稳呢？带着问题，我们来了解案例 2。

　　李阿姨今年 68 岁了，体形消瘦，长期吃素，自觉身体状态尚可，社区体检的时候发现 TC 高达 5.37 mmol/L，社区医生说需要控制。李阿姨觉得非常奇怪：我都不吃荤菜了，怎么血脂还会高呢？其实高脂血症并不是肥胖人群和喜吃荤菜人群的专属。像李阿姨这样的长期吃素者在饮食上也存在一些错误观念。

　　◎ 主食不限制

　　吃素意味着在菜品上杜绝荤腥，但并没有限制精制米面的摄入量。这些食物的主要成分是碳水化合物，属于糖类。糖类是我们身体最主要的能量物质，如果摄入过多，就会使身体启动转换程序，部分糖类就转化成了甘油三酯、胆固醇等脂质，长时间摄入过多就会造成血脂升高。

　　◎ 蛋白质缺乏

　　长期吃素可能导致蛋白质摄入量不足，肝脏代谢需要的载脂蛋白合成量就会偏低，而载脂蛋白就像"接驳车"一样会协助转运，如果它的量少了，身体内的脂质无法及时转运到需要的地方，也无法自行在体内流转，更不能遇水溶解，便会积聚在肝脏中（导致脂肪肝）、血液中（导致血脂高）。

　　◎ 关键营养素丢失

　　素食中虽然含有丰富的维生素、矿物质和膳食纤维，但缺乏某些关键营养素，如 B 族维生素、ω-3 脂肪酸、铁、钙、锌等。尤其是维生素 B_{12}，它主要存在于动物性食物中，植物性食物中的含量相对较低或吸收率不高。B 族维生素在维持能量代谢、神经系统功能和心血管健康中发挥着重要作用。ω-3 脂肪酸摄入不足可能影响心脏健康和神经系统功能。这些营养素的摄入不足，会影响脂质和糖分的正常代谢，加重高血脂。

　　因此，我们不建议李阿姨长期吃素，至少可以补充蛋奶类食物、富含膳食纤维的粗粮（玉米、燕麦、土豆、薯类）。膳食纤维顶饱，可以帮助

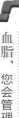
调控血脂，这在前面的案例中我们也有提及；蛋奶类富含优质动物蛋白，可以补充脂质代谢所需的蛋白质。

● 案例三

随着社会经济发展和人们生活质量提高，现代年轻人在饮食上也会突显其时尚与品位，但是这样的生活方式会对血脂产生影响吗？我们可以通过案例 3 来进一步了解。

小丽是一家公司的白领，身高 165 cm 的她体重只有 40 kg，纤细苗条的身材是同事们所羡慕的。小丽在三餐饮食方面非常控制，但经常会和朋友一起约个下午茶，吃甜品、喝奶茶等。今年公司组织体检，拿到体检报告后，小丽看到甘油三酯 2.76 mmol/L 的时候有点蒙了，别人都说肥胖的人会血脂高，荤菜吃得多的人会血脂高，她怎么也会血脂高呢？

为了解决小丽的困惑，我们需要先了解一下小丽的饮食习惯和饮食结构。小丽虽然对荤菜、主食类食物的摄入控制严格，但是喜欢吃甜品类食物，这些食物的主要成分包括小麦粉、糖、盐、奶油、黄油、植物油、酵母、香精等。这些成分对血脂有何影响呢？

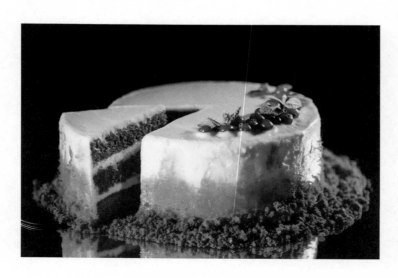

◎ 小麦粉

糕点等甜品在制作过程中，为了保证口感，会添加精制的碳水化合物，即对原本粗糙的小麦进行碾磨、去皮等加工处理，去除外皮和胚芽部分，再经过筛选和清洗等步骤，将小麦面粉中的残留外皮去除，最终得到的是去除了维生素、矿物质和膳食纤维等大部分营养物质的细粮产品，留下的主要是淀粉和少量蛋白质。因此，摄入过多会导致血糖升高，刺激胰岛素分泌，进而促进脂肪合成，使血脂升高。

◎ 糖

糖是蛋糕中主要的甜味来源，在蛋糕的制作过程中，为了提升口感和风味，制作者会添加大量的糖。身体摄入过量的糖分就会导致高血脂。

◎ 脂肪

甜品中的脂肪类成分包括黄油、植物油、植物奶油、植物黄油、可可脂等。这些成分中含有较多的饱和脂肪酸和反式脂肪酸，会导致 LDL-C 水平升高、HDL-C 水平降低，增加动脉粥样硬化的风险。

这些甜品糕点类食物一点都不能吃吗？建议大家能不吃就不吃，或者选择低糖、低脂肪、高纤维的蛋糕和面包。此外，最好在日常饮食中保持营养均衡，多摄入蔬菜、水果、全谷类食品、富含优质蛋白的健康食物，这样才能维持健康的血脂水平。

另外，我们再来聊聊茶叶、咖啡、奶茶这些饮品对血脂的影响。

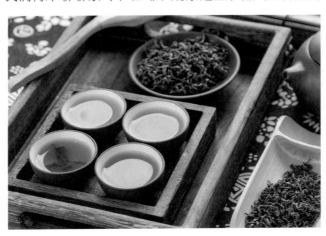

◎ 茶叶

茶作为中国的传统饮品之一，承载着丰厚的文化内涵和历史底蕴。茶叶中含有丰富的茶多酚和咖啡因等成分。

茶多酚是茶叶的主要活性成分，具有抗氧化、抗炎、抗菌等多种生理活性，对调节血脂具有一定的作用。茶多酚可以促进胆固醇的代谢，抑制胆固醇的吸收，从而降低血液中的胆固醇水平，减少动脉粥样硬化的风险。茶多酚具有较强的抗氧化作用，可以清除体内的自由基，减少脂质的氧化，有助于保护血管壁，减少脂肪在血管壁的沉积。

咖啡因可以促进脂肪的分解和代谢，有助于减少体内脂肪的积累，降低血脂水平。

需要注意的是，茶叶降血脂的具体效果受个体差异、饮用方式、茶叶种类等因素的影响。因此，饮茶对于调节血脂有一定的帮助，但并不是唯一的方法。保持适量饮茶的习惯，结合均衡饮食、适量运动和良好的生活习惯，可以更好地维护血脂平衡。

◎ 咖啡

一些研究表明，适量饮用咖啡可能对血脂有一定的影响，但也有研究显示咖啡对血脂没有显著影响。

咖啡中的主要活性成分咖啡因可能会影响血脂代谢。一些研究表明，适量摄入咖啡因可以促进脂肪的分解和代谢，有助于降低血脂水平。但是，

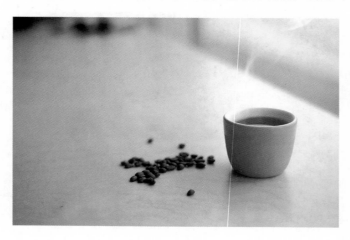

过量摄入咖啡因可能会对心血管系统造成负面影响，如心率和血压升高。每个人对咖啡的反应不同、耐受度不同，因此降血脂的效果也可能会有差异。有些人不能忍受咖啡的苦味，会添加糖和奶制品等高热量配料，这样反而会增加额外的热量摄入。

◎ 奶茶

牛奶对身体有利，茶叶也对身体有利，那么混在一起是不是加倍对身体有利呢？奶茶对血脂的影响取决于奶茶中的成分。有些奶茶添加的牛奶可能并非传统意义上的纯牛奶，而是经过加工处理的奶制品，比如奶粉、奶酪乳、奶油等。为了增加口感和延长保存期限，这些奶制品可能还会添加糖、防腐剂、增稠剂等成分。过多的糖分摄入会导致血脂升高、体重增加。

《黄帝内经》有言："上古之人，其知道者，法于阴阳，和于术数，食饮有节，起居有常，不妄作劳，故能形与神俱，而尽终其天年，度百岁乃去。"在这段概括古人养生要点的文字中，特别提到了"食饮有节"。任何美味都需要适量，饥饱适中，定时定量，以五谷为养，五菜为充，五畜为益，五果为助，顺应四时，因地制宜，才能稳定血脂。

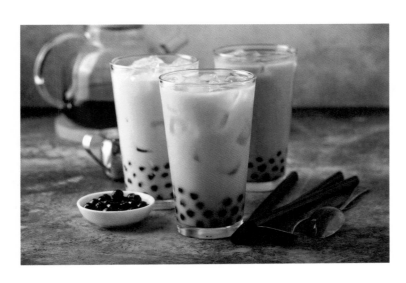

合理运动不可少

运动能降血脂吗？

患者："医生，我的血脂偏高，除了吃药还需要注意什么？"

医生："控制血脂除了应用药物之外，合理饮食和适量运动也缺一不可。"

患者："我平常也运动了，血脂还是很高，运动真的能降血脂吗？"

日常接诊中，经常有患者提出这样的问题。那么运动真的能降血脂吗？答案是肯定的，但运动对不同血脂指标的降低程度完全不一样。

运动对甘油三酯的影响是最大的，对 LDL-C 的影响非常小。所以说如果你的血脂异常是以 LDL-C 升高为主，那么运动可能并不能使其明显降低。

有些患者就诊后除了会得到相应的药物治疗，还会被建议以中等强度进行适量运动。这时候我们就有疑问了，什么是适量运动，中等强度到底是多大强度，怎么判断自己的运动量是否达到了中等强度呢？

临床上我们通常会用最大心率对运动强度进行分级，可分为低强度、中等强度、高强度。我们首先要了解一个概念：最大心率。最大心率 =220-年龄。一般来说，在运动中，心率为最大心率的 57%~64%，可判断为低强度；心率为最大心率的 64%~76%，可称为中等强度；心率为最大心率的 76%~96%，可称为高强度。如一个人 40 岁，他进行中等强度运动时心率应该维持在 115~137 次 / 分，心率过低起不到锻炼效果，过高则有风险。

虽然用心率数值可精确地判定运动强度，但这种方法需要测心率的仪器，操作起来比较麻烦。还有一种简便的方法，就是通过身体感觉来判断运动强度。在进行运动时，我们可以通过自己的身体感觉来了解运动强度是否合适，如果运动时无明显喘息，且能自如地说话、唱歌，那么这种运动属于低强度；如果运动时呼吸开始变得困难，但还能讲话，只是不能唱歌，那就代表运动达到了中等强度；如果运动时出现剧烈喘息，难以完整地说话，说明运动属于高强度。

　　总之，合适的运动强度对身体健康至关重要。可以通过心率、呼吸和感觉等多种方法来判断运动强度是否合适。在进行运动时，我们应该根据自己的身体状况和健康状况，选择适合自己的运动方式和运动强度，以达到健康锻炼的效果。

一文讲明白有氧运动与无氧运动

经常有人会说你应该进行有氧运动、无氧运动或者力量训练。那么这些名词是什么意思，什么是有氧运动，什么是无氧运动，哪些运动属于有氧运动的，哪些运动属于无氧运动呢？

💧 有氧运动

有氧运动是指运动时身体进行有氧代谢的运动，即身体能够从呼吸中获得充足的氧气，用来氧化糖分、脂肪和蛋白质等物质，产生能量。从这个定义来看一般运动强度低、运动时节奏有规律、呼吸频率缓慢提升、血液中氧气含量升高的运动属于有氧运动，主要包括快走、慢跑、骑自行车、游泳、跳绳、舞蹈等。

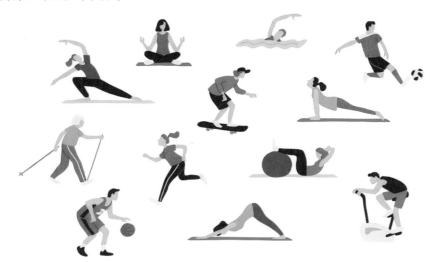

💧 无氧运动

　　无氧运动是指运动时身体进行无氧代谢的运动，即身体不能从呼吸中获得足够的氧气，只能利用肌肉内储存的糖分（糖原）进行无氧分解，产生能量。所以像力量训练这种运动强度高、运动节奏快、呼吸急促、血液中乳酸含量升高的运动属于无氧运动，常见的无氧运动包括短跑、跳高、举重、俯卧撑、深蹲等。

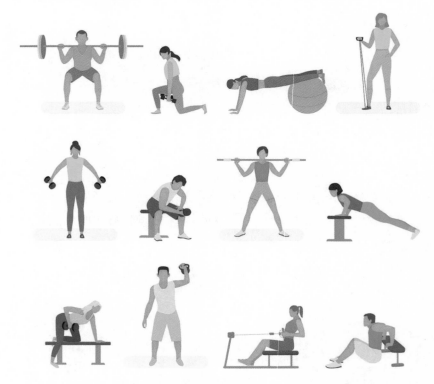

　　一般来说，短时间大重量的剧烈运动属于无氧运动，长时间低强度的运动属于有氧运动。有氧运动有助于消耗多余的热量和脂肪，减轻体重、降低体脂率，增强心肺功能，提高血液循环和新陈代谢。无氧运动更有助于增加肌肉量和力量，提高基础代谢率，增加静息时的能量消耗，增强骨密度和关节稳定性，预防骨质疏松和关节炎。所以总体来说如果以减脂为目的，建议进行大量的有氧运动，配合少量的无氧运动。

高血脂人群运动方式推荐

小王 29 岁，身高 180 cm，体重 70 kg，中等身材，身体状况一直挺好的，最近体检却发现大生化指标里有好几个升高的箭头（胆固醇、甘油三酯偏高），医生给他的建议是合理膳食和适量运动，暂不需要药物处理。有的同事建议小王去跳绳，有的建议练肌肉，有的建议跑步，小王一时拿不定主意，那到底哪种运动适合小王呢？

无氧运动短期内对甘油三酯及胆固醇的消耗作用偏弱，只有坚持有氧运动才可以达到降血脂的目的。因为有氧运动不仅可以消耗大量脂肪、热量，还可以提高心肺功能，让血液中血红蛋白数量增加、血脂下降。

现在大家应该明白了，有氧运动才是降血脂的好方法，每天去健身房只进行力量训练并不能快速地降低血脂。应该以有氧运动为主，无氧运动为辅。下面推荐 3 种有氧运动方法。

◎ 跳绳

跳绳对于降血脂非常有帮助。但要注意这项运动更适合体重较小、膝关节无明显损伤的朋友，对于大体重、膝关节不好的人群，就不要选择跳绳来降脂了，以免进一步损伤膝关节。

◎ 游泳

游泳是项非常好的全身运动，但限于场地及经济原因不能很好地推广。对于有条件的朋友来说，经常坚持长时间慢游，可以起到明显的降脂作用。

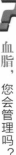

◎ 慢跑

慢跑运动强度不高，不需要器材及特殊场地，是最好实现的运动方式，但需要耐力及毅力，坚持慢跑可以改善血脂异常。

一天中什么时间锻炼最好？

经常有人会问：什么时间锻炼最好，早起锻炼会不会因为疲劳而一天没有精神，晚上锻炼会不会因过度兴奋而影响睡眠？

首先要明确一点，不管是哪个时间段锻炼，只要锻炼就比不锻炼要好！众所周知，生命在于运动，运动可以降低全因死亡（各种原因导致的死亡）风险；降低肥胖、心血管疾病、糖尿病、痴呆和癌症等多种疾病的发病和死亡风险；还可以调节压力，促进精神健康等。英国的一项大样本数据分析发现刨除年龄、睡眠、饮食、饮酒量等因素影响后，一天中不论什么时候运动，都有助于降低全因死亡、心血管疾病和癌症死亡风险。因此要多动、少坐，成年人应该每周至少进行 150 分钟的中等强度运动。

研究表明，运动的时间段不同，产生的效果也不一样。那么在一天中，什么时候运动对健康更有益呢？一项大规模前瞻性队列研究显示，早晨锻炼（上午 8~10 点）能显著降低冠心病和中风风险，早上 10 点左右锻炼的人群风险更低。可见，早上 8~10 点才是运动的最佳时间段。

那么早上锻炼是否会影响一整天的精神状态？这个问题因人而异，受到多种因素的影响，包括锻炼习惯、锻炼强度、锻炼后的恢复方式以及生物钟等。对于许多人来说，早上锻炼能够提神醒脑，为一天的工作和生活注入活力。锻炼可以促进血液循环，增加大脑的氧气供应，从而提高注意力和专注力。此外，早上锻炼还有助于释放压力，提升情绪，使人在一天中保持更加积极和乐观的心态。然而，如果早上锻炼的强度过大或时间过长，可能会导致身体过度疲劳，反而影响一天的精神状态。在这种情况下，锻炼后的恢复就变得尤为重要。适当休息、补充水分和营养，以及进行拉伸放松等恢复活动，都有助于减轻疲劳感，促进身体恢复。此外，个人的生物钟也会影响早上锻炼的效果。对于习惯早睡早起的人来说，早上锻炼可能更加适合他们的生物钟；而对于夜猫子来说，早上锻炼可能会打乱他们的生物钟，导致他们在一天中感到疲惫不堪。

综上所述，如果你发现早上锻炼后感到精神焕发、充满活力，那么这种锻炼方式可能对你非常有益。但如果你感到过度疲劳或不适，那么可能需要调整锻炼的强度、时间或恢复方式，以找到最适合自己的锻炼方式。为了避免运动造成的兴奋影响睡眠，最好不要在睡前 2 个小时内运动。

灵活安排运动时间，适合自己的时间就是最好的。当然，如果能养成上午规律运动的习惯就更好了。

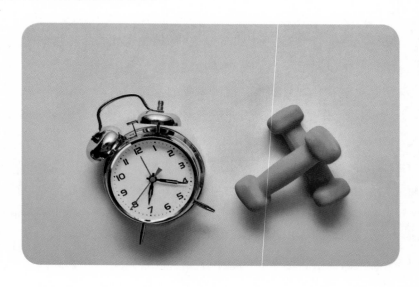

心理健康要重视 🔍

高血脂与心理健康有何关系？

现在越来越多的人认识到心理健康与身体健康之间是有直接关系的，也有越来越多的学者和专家开始重视心身疾病。那么高脂血症到底与心理健康有何关系，高血脂与心理状态之间又是怎样相互影响的呢？

高血脂其实也是一种心身疾病。有研究发现焦虑和抑郁的情绪状态均可能导致高血脂，心理状态发生变化时，大脑神经系统中的自主神经，以及多巴胺、5- 羟色胺、去甲肾上腺素等神经递质和受体会发生变化，从而对血脂的调节产生影响。例如当人们压力增大时，会引发肾上腺素 - 甘油三酯反应，导致 LDL-C 水平升高；在紧张或过度兴奋的状态下，血液中胆固醇及甘油三酯的含量会增高。

因此，心理状态的变化对高脂血症的发展和恢复具有重要影响，负性的应激反应会增加血脂异常的风险，而积极愉悦的情绪反应会对血脂产生良性的影响。与此同时，心理健康问题会对患者的生活方式及饮食习惯等产生不良的影响，从而间接对血脂产生影响。不仅如此，高脂血症同样也会增加患者的心理负担，有研究发现，与健康人群相比，高脂血症患者患有心理健康问题的概率更高，这可能与高脂血症的发生和预后有关。

因此，高血脂患者在治疗时要保持良好的心情，切忌过度焦虑紧张，要用平和的心态面对疾病。在进行治疗的同时配合心理疏导和干预可提高患者的依从性，对血脂水平的调节带来积极的影响。

该用什么样的心态面对高血脂？

上一篇文章带大家了解了心理健康与高血脂之间的密切关系，那么我们应该通过哪些途径调整自己的心理状态以促进高血脂的改善呢？

💧 对于自己的情况要有一个正确的认知

接纳当下的自我，无须过度悲观，也不可盲目乐观。去正规的医院就诊，了解自己的疾病情况，踏实按照医生给出的方案和建议进行治疗，切忌盲目自行诊治或改变治疗方案。

💧 要保持良好的作息规律、保证睡眠质量

有研究发现 TC 和 LDL-C 与失眠之间存在着显著的相关性。健康的睡眠习惯和良好的睡眠质量均可对身心健康的调节起到正向的促进作用。

💧 要有一个积极乐观的心态

心态对各类疾病的恢复有着重大的影响，高血脂也不例外。积极乐观的心态不仅可以帮助高血脂患者建立战胜疾病的信心，同时心态的变化会直接影响情绪，并对血脂的改变产生影响。

💧 保持良好的心情状态

越来越多的研究发现情绪状态与血脂的调节之间存在着密切的关系，在实际的临床治疗与护理过程中，应更加重视对患者心理情绪方面的调节与引导，良好的情绪状态对血脂的调节起着重要的作用。

💧 学会自我减压

如上一篇所说，压力增大会引起 LDL-C 水平的升高。适当的压力可以使我们处于一种良好的工作状态，但过度的压力会使情绪长期处于一种高水平的焦虑紧张状态，影响机体对血脂的调节。

那么具体如何做才能将自己调整到良好的心理状态呢？后面几篇文章将分别来说说如何调整我们的睡眠、心态、情绪和压力状态。

怎样改善睡眠？

良好的睡眠是健康的基石，睡眠是我们的大脑和身体自我修复的过程。不仅如此，睡眠更是我们保持身心健康、提升生活质量的关键。甚至有许多研究表明，睡眠可以治疗身心疾病和改善情绪。

研究发现，长期睡眠不足可能导致人体内甘油三酯水平升高，从而增加高血脂的风险；睡眠不足引起的胰岛素抵抗和糖皮质激素水平的变化，会影响脂质代谢，导致血脂升高；睡眠不足还可能引起食欲调节激素的变化，导致体重增加，从而进一步加重血脂异常；睡眠质量差，如频繁醒来、睡眠中断等，可能导致身体应激反应增强，进而影响血脂水平。

要想改善睡眠质量，可以从以下几个方面进行调整。

规律的作息

固定每天的睡眠时间，包括上床时间和下床时间，要以在床上躺着的时长为准，而不是睡着的时间。除午休外，白天尽量不躺不睡，午休控制在半小时以内。

睡眠环境

睡觉时要保持环境黑暗，避免开灯睡觉；减少噪音干扰，可以使用耳塞或白噪音机来帮助入睡；保持卧室温度适宜，一般在 23~27℃较为舒适。

💧 身心放松

在床上只做与睡眠有关的事，避免在床上工作、玩耍等，睡前不看电子产品，不做剧烈运动，建立床就是用来睡觉的观念。可以通过做一些放松训练（如音乐放松、冥想、瑜伽等）来缓解情绪压力。

制订好良好的睡眠计划后，执行是最关键的一步。在前期的调整过程中可能会出现不适应的情况，但坚持一两周的生物钟调整，就会逐渐适应新的睡眠节律。睡眠在我们的一生中占将近三分之一的时间，是事关我们身心健康的重要影响因素，要把睡眠当作一件很重要的事情来做，关注睡眠卫生，尽量不要因为娱乐、工作等挤占睡眠时间。

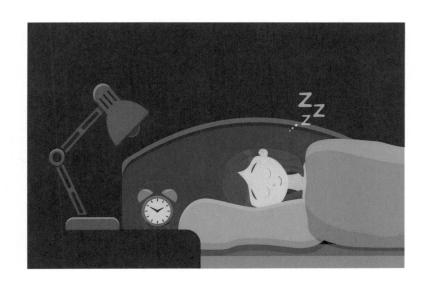

如何调整好心态？

　　心态指一个人的心理状态，是介于变化的心理过程和稳定的心理特征之间的一种概念，既有其暂时性，又有其稳定性。由于心理状态的复杂性和综合性等特征，对心理状态的分类是多维度、多标准的，其中按照心理状态对活动效果的影响进行分类，可以把心理状态分为最佳心理状态、一般心理状态和不良心理状态三种类别。最佳心理状态就是我们所说的好心态。

　　对于高血脂患者而言，好心态往往是指理性平和、积极向上的心态。理性平和的心态可以使人的思想更加独立，积极向上的心态可以使人更加自信，保持理性平和和积极向上的心态不仅可以更加从容地面对事物变化，还可以提高人们的幸福感和生活质量。用理性平和的心态去对待高血脂，就是要做到用理性科学的思维去看待、了解疾病本身，用平和的态度去面对自身的疾病变化；用积极向上的心态去对待高血脂，就是要对战胜疾病有信心，要乐观向上。具体到生活中可以按如下几条去做。

🩸 多与他人沟通交流

　　不仅可以常与亲朋好友联系问候或深入沟通交流，也可以尝试与邻居等打招呼聊天，或在购物时与销售员多聊几句。曾有研究发现这种与陌生人的简短交流亦可增加个人的幸福感。

🩸 保持健康的生活方式

　　作息规律，有固定的睡眠、吃饭时间；饮食习惯健康，减少外卖、零食的摄入，尽量少油少盐清淡饮食，均衡谷物、蛋白质与果蔬之间的摄入比例；适度体育锻炼，根据自身身体情况，每天进行合适强度的体育活动。

💧 培养良好的兴趣爱好

培养读书、运动、旅行、参加社会活动等兴趣爱好，也可以学习一门课程或技能，如烹饪、手工、舞蹈、绘画、乐器、书法、下棋等等。保持对生活的好奇心和热爱，用欣赏的眼光看待生活中的事或物，观察生活中的美好，享受当下的时光。

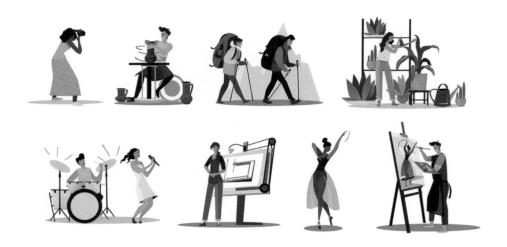

怎样保持好心情？

"人有悲欢离合，月有阴晴圆缺"，每个人都会有开心或难过的情绪，在遇到顺心的事时会觉得晴空万里，在遭遇挫折时会感到阴云密布。这些或喜或悲的情绪都会随着时间和事态的发展而发生变化。心情不好的时候，我们可以从以下几个方面进行调节。

● 从自身进行调整

坚持每天进行有氧运动，或当出现不良情绪时先去畅快地来一场大汗淋漓的运动或是静心地进行一段冥想、打坐或瑜伽；也可以去做一些自己喜欢的事来转移注意力；保持充足的睡眠，如果觉得情绪提不起来，脑子也转不动，那就好好睡一觉吧，精神饱满不仅可以提高工作效率，也可以让心情变好；换个角度思考问题，考虑到事物不同的可能性，或许事情不是现在所认为的那样。

● 对外界环境做出调整

暂时"逃离"让自己心情不好的人、事物或环境，给自己充足的时间和空间去调整和消化不良情绪。可以去附近的公园走走，呼吸一下新鲜空气，感受大自然带来的心旷神怡，或者来一场旅行，去自己喜欢的地方，领略不同的风土人情。

◌ 合理宣泄不良情绪

可以跟信任的人倾诉不愉快的事情和心情，或是把这些事情写成日记，通过语言、文字的输出，疏解不良情绪；也可以通过运动、打沙袋或枕头、撕纸等方式，将不良的情绪发泄出来；或是大哭一场，让眼泪带走坏心情，"雨过之后又将是晴天"。

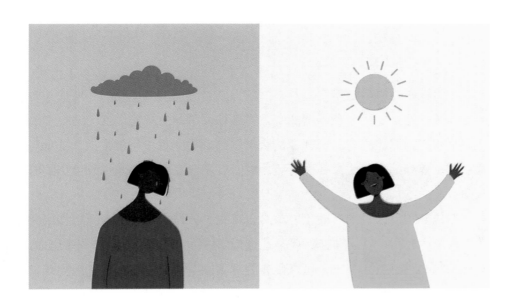

如何自我减压？

压力在心理学中是指个体对心理压力源和心理压力反应的一种认知和行为体验。适当的压力可以增加个体对事件调节的主观能动性，但过度的压力会引起紧张、焦虑、抑郁等情绪问题，影响睡眠和日常生活，甚至导致各种躯体疾病的发生。在面对压力时，要学会及时有效地进行恰当的自我调节。

首先要找到自己的心理压力源来自哪些具体原因。当压力源较多或者较为复杂时，可以先静下心来，把自己能想到的压力源在纸上一一列举出来，对压力源进行排序和整理，可以优先处理亟须解决的压力源，然后再处理相对重要的、无法避免的压力源，压力等级较低和可以排除掉的压力源可以放到最后处理。

其次要针对压力源的处理制订详细可行的计划。可以具体实施的计划和"够得着"的目标可以提高个体的能动性，促进积极情绪反应和认知的产生，减少繁杂无序的压力源所带来的焦虑、紧张等不良情绪的体验和影响。同时要学会进行适当的自我放松，在完成当天的计划内容后可以进行些娱乐活动，如听音乐、看电视、和朋友一起聊天打牌，或者是去公园散散步、进行一些体育锻炼，看些喜欢的书、写写日记等，通过一定程度的放松，可以提高压力承受能力，增加个体压力弹性。

心理压力既有其客观性，是个体无法改变的客观存在，又有其主观能动性，我们可以通过适当自我调整来减少不良的压力感受，提高自我的压力弹性，更好地去处理生活中的压力。

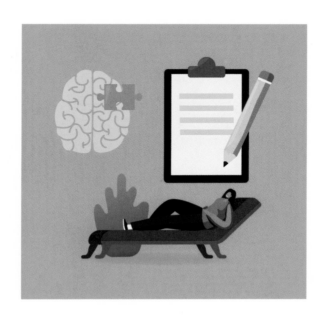

减重手术不可怕

减重手术，你了解多少？

　　还在为肥胖而烦恼吗，还在为减肥而挣扎吗，每天多吃一粒米都要自责半天吗，身体超重非常顽固？肥胖不仅影响我们的身材美观，还可能对健康造成严重威胁。肥胖患者身体负荷过大，会导致多种并发症，其中一个让人担忧的问题就是高血脂，高血脂会增加心血管疾病的风险，严重的甚至会危及生命，这种情况你可能需要求助专业的医疗团队来进行减重手术。让我们为您揭开火遍小红书、抖音、朋友圈的减重手术的面纱。让我们减重有术，一起健康生活。

● 减重手术可以改善血脂水平吗？

　　减重手术，顾名思义，就是通过手术来帮助人们减轻体重。目前常见的减重手术方式包括腹腔镜袖状胃切除术和腹腔镜胃旁路术等。手术减重，不是减少患者体表的脂肪，而是内脏的脂肪含量，这些手术通过改变胃的结构或消化道的路径，限制食物的摄入量和吸收，从而达到减重的效果。当我们进行减重手术后，体重会明显下降。随着体重的减轻，身体对脂肪的需求也会减少，肝脏合成和释放甘油三酯的量也会降低，从而降低血液中的甘油三酯水平。不仅如此，减重手术还能提升"好"胆固醇——HDL-C水平。

● 腹腔镜袖状胃切除术后能减重多少？

　　有研究对腹腔镜袖状胃切除术做过三年以上的跟踪调查，结果显示，

135

做了手术的患者能减掉 60%~80% 的多余体重。例如一位患者，身高 175 cm，手术前体重 154 kg，手术后减去 62.5 kg，最终体重为 91.5 kg。

根据手术方式不同，以及医生与患者的配合程度，行减重手术后一般于半年内可减去多余体重的 60% 左右，从术后半年到 2 年，每个月体重下降 5~10 kg，只要积极配合医生，完全可以恢复到健康的体重。

● 腹腔镜袖状胃切除术后会不会营养不良？

从临床研究来看，做了腹腔镜袖状胃切除术的患者，只要遵循健康管理师、营养师的饮食指导，后期营养不良者的比例很少。一般会建议患者术后适当补充一些维生素、微量元素等，比如吃点蛋白粉、维生素片等保健品。据统计，与未实施减重手术的肥胖者相比，通过规范治疗，患者术后平均延长寿命 7 年。

这类手术不属于整形美容，而是以改善代谢、促进健康为目的。我们倡导大家平时要养成良好的饮食习惯，积极运动，保持自身的健康。对于通过饮食和运动无法控制的肥胖人群，减重手术不失为一种治疗手段，但一定要在正规医院就诊，在专业医生和营养师的指导下，谨慎接受手术。

减重手术的适应证与禁忌证

随着肥胖问题的日益严重，减重手术成了许多肥胖患者的选择。然而，并非所有人都适合进行减重手术。本文将详细介绍减重手术的适应证和禁忌证。

🔴 减重手术的适应证

◎ 体重指数

体重指数（body mass index，BMI）是衡量身体肥胖程度的重要指标。通常，BMI ≥ 32.5，或者 BMI ≥ 27.5 且伴有严重的肥胖相关疾病（如糖尿病、高血压、高血脂等）的患者适合行减重手术。

◎ 保守治疗无效

如果患者已经尝试了其他减肥方法，如饮食控制、运动锻炼、药物治疗等，但仍然无法达到理想的减肥效果，或者减肥后体重容易反弹，那么减重手术可能是一个合适的选择。

◎ 健康问题

肥胖可能导致一系列严重的健康问题，如睡眠呼吸暂停综合征、膝关节疼痛、心血管疾病等。对于这些患者，减重手术可以帮助改善健康状况，降低疾病风险。

◎ 心理状况

患者需要有足够的心理准备和动机来接受手术，并愿意在术后改变生活方式，以确保手术的效果和长期维持健康体重。

● 减重手术的禁忌证

◎ 年龄限制

年龄较小的患者（通常为 18 岁以下）由于身体尚未发育完全，可能不适合进行减重手术。

◎ 严重疾病

患有严重的心血管疾病、呼吸系统疾病、肝脏或肾脏疾病等的患者，手术风险较高，可能不适合进行减重手术。

◎ 凝血功能障碍

凝血功能异常的患者在手术过程中可能出现出血等并发症，增加手术风险。

◎ 精神心理问题

患有严重的精神疾病或心理障碍的患者，可能无法配合手术和术后的康复治疗。

◎ 其他因素

吸烟、酗酒、吸毒等不良生活习惯，以及免疫系统疾病、感染等，也可能影响手术的安全性和效果。

需要强调的是，减重手术是一项重大的决策，患者在考虑手术之前，必须经过详细的评估和诊断。医生会综合考虑患者的身体状况、病史、心理状态等因素，来确定患者是否适合进行减重手术。此外，术后的饮食管理和生活方式改变也至关重要。患者需要遵循医生的建议，进行科学的饮食规划和适量的运动，以达到最佳的减肥效果并维持健康的体重。

总之，减重手术是治疗肥胖的有效手段之一，但它并非适用于所有人。了解适应证和禁忌证，与医生进行充分的沟通和讨论，是确保手术安全和成功的关键。对于那些符合手术条件的患者，减重手术可以改善健康状况，带来新的生活希望。

减重手术后的饮食管理

减重手术为许多受肥胖困扰的患者提供了一个改变生活的机会。但需要注意的是，术后的饮食管理是确保手术成功和长期健康的关键因素。在这篇文章中，我们将详细探讨减重手术后的饮食管理，以帮助患者实现理想的体重控制和整体健康。

🌢 从清流质饮食开始

在手术后的初始阶段，患者的消化系统需要时间来适应新的变化。通常，饮食会从清流质饮食逐渐过渡到软食，再到正常饮食。这一阶段的重点是选择易于消化的食物，如清汤、果汁、酸奶、煮熟的蔬菜等。避免食用辛辣、油腻、刺激性食物，以及高纤维和难以消化的食物。

🌢 蛋白质的重要性

蛋白质是术后饮食中的关键营养成分。它有助于修复和重建身体组织，同时提供饱腹感。优质蛋白质的来源包括瘦肉、鱼类、豆类、蛋类和奶制品。患者应确保每天摄入足够的蛋白质，以支持身体的恢复。

🌢 控制碳水化合物和脂肪摄入

尽管术后需要限制热量摄入，但碳水化合物和脂肪仍然是饮食中的重要能量来源。但需要注意选择正确的碳水化合物和脂肪，优先选择复杂碳水化合物，如全麦面包、燕麦片、蔬菜和水果，而不是简单碳水化合物，如糖和加工食品。同样，选择健康的脂肪，如橄榄油、鱼油和坚果，减少饱和脂肪酸和反式脂肪酸的摄入。

💧 注意食物的质量和营养密度

术后的饮食不仅要关注热量和营养素的摄入量，还要注重食物的质量和营养密度。选择新鲜、天然的食材，富含各种维生素、矿物质和抗氧化剂的食物，摄入足够的蔬果、全谷物和低脂肪乳制品，以提供身体所需的营养。根据个体情况，患者可能需要补充一些必要的营养素，如维生素、矿物质和蛋白质补充剂，在医生或营养师的指导下，进行适当补充可以确保身体获得足够的营养支持。

💧 饮食规律和分量控制

保持规律的饮食时间有助于控制食欲和避免过度进食。分量控制也是关键，采用小盘小碗来盛装食物，可以更好地控制自己的摄入量，并逐渐适应当前食量。

💧 避免暴食和零食诱惑

术后的饮食习惯改变可能会导致对食物的渴望增加。然而，要学会控制食欲，避免高糖、高脂肪的食物和加工食品，选择健康的零食替代，如水果、坚果或酸奶。

💧 饮食与运动相结合

除了饮食管理，适度运动对于术后的体重控制和整体健康至关重要。结合有氧运动和力量训练，可以增加肌肉质量、提高新陈代谢，并进一步促进体重下降。

💧 与专业团队合作

患者应积极与医生、营养师和健康教练等专业团队合作。他们可以根据患者的具体情况提供个性化的饮食建议和指导，帮助患者制订合理的饮食计划，并解决可能出现的问题。

💧 食谱推荐

◎ 早餐

鸡蛋蔬菜三明治。材料：全麦面包、鸡蛋、生菜、番茄、低脂奶酪。做法：将鸡蛋煮熟，切成片。在全麦面包上铺上生菜、番茄片和鸡蛋片，再加上低脂奶酪。

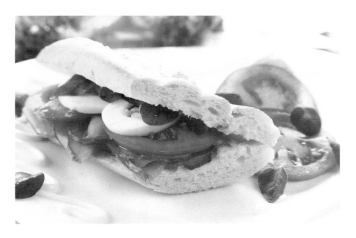

◎ 午餐

烤鸡胸肉配蔬菜沙拉。材料：鸡胸肉、蔬菜（如黄瓜、胡萝卜、番茄等）、橄榄油、柠檬汁。做法：将鸡胸肉用少量橄榄油和调味料腌制后烤熟。将蔬菜切成块状，加入橄榄油和柠檬汁拌匀。

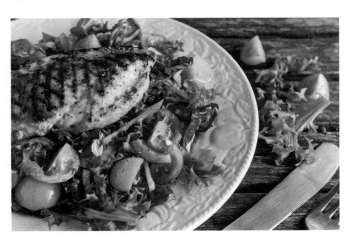

◎ 晚餐

清蒸鱼配糙米饭和蔬菜。材料：鲜鱼、糙米饭、各种蔬菜。做法：将鱼清蒸后淋上少许酱油。搭配糙米饭和煮熟的蔬菜。

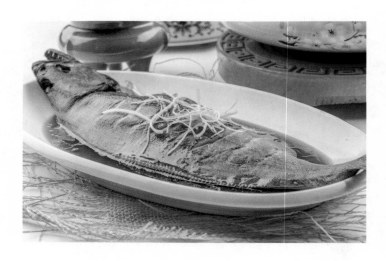

◎ 点心

水果沙拉。材料：喜欢的水果（如苹果、香蕉、蓝莓等）、酸奶。做法：将水果切成块状，加入酸奶拌匀。

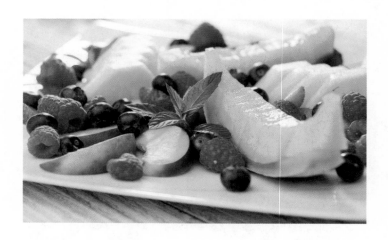

　　这些食谱以低热量、高蛋白质为特点，并且富含蔬果，有助于满足减重手术后的饮食要求。请注意，每个人的身体状况和饮食需求可能有所不同，所以在选择食谱时，最好先咨询医生或营养师。

　　总结起来，减重手术后的饮食管理需要有一个综合性的计划，包括逐渐过渡、蛋白质摄入、控制碳水化合物和脂肪、注重食物质量、规律饮食和分量控制等方面。通过遵循这些要求，患者可以最大限度地提高手术效果，实现持久的体重控制和更好的健康状况。记住，饮食管理是一个长期的过程，需要坚持和耐心，但最终会为身体带来巨大的改变。除饮食管理外，适当的运动和良好的生活习惯也是至关重要的。

重生之路：200 斤的蜕变

在这个以瘦为美的时代，肥胖常常给人们带来诸多困扰。小帅就曾深受肥胖之苦，仅仅 28 岁的他体重高达 225 kg，结婚已经数年，却因体重问题迟迟没有子女，尝试过各种减重方法均效果欠佳，这使小帅不仅身体健康受到威胁，心理上也承受着巨大的压力。但他并没有放弃，偶然的机会下，他从社交平台了解到了减重门诊，经过深思熟虑，他决定前往减重门诊以及体重管理中心就诊。

减重门诊对小帅的情况十分重视，立即对其身体情况进行详细的检查，经过多次多学科会诊讨论，一致认为患者体重过高，运动对其身体负担较大，建议通过手术帮助其减重。在完善术前检查以及排除手术禁忌证后，减重门诊对其实施了手术治疗，并在术后为其制订了详细的减重计划，还有专门的营养师对其进行营养指导与定期随访。

手术后的恢复过程并不容易，但他严格遵循医生的康复计划，精心控制着饮食中的每一个细节，并坚持进行运动。记得有一次，他在锻炼时遇到了瓶颈，体重迟迟没有下降，但他没有气馁，而是通过调整训练计划和增加锻炼强度，最终突破了困境。面对美食的诱惑，他都能毅然决然地拒绝，坚守着自己的健康目标。正是这些点点滴滴的坚持和努力，让他如凤凰涅槃般，最终成功减掉了惊人的 100 kg！

只要有决心和勇气，任何人都可以战胜肥胖，迎来更加美好的未来。小帅的成功离不开他的坚持。同时也希望更多的肥胖者能够受到启发，勇敢地迈出改变的第一步！

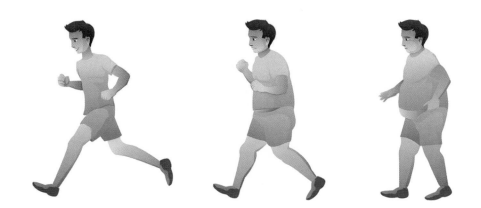